人工呼吸器
トラブルシューティングセミナー

 著 田中竜馬
Intermountain LDS Hospital 呼吸器内科・集中治療科

謹 告

本書に記載されている事項に関しては，発行時点における最新の情報に基づき，正確を期するよう，著者・出版社は最善の努力を払っております。しかし，医学・医療は日進月歩であり，記載された内容が正確かつ完全であると保証するものではありません。したがって，実際，診断・治療等を行うにあたっては，読者ご自身で細心の注意を払われるようお願いいたします。

本書に記載されている事項が，その後の医学・医療の進歩により本書発行後に変更された場合，その診断法・治療法・医薬品・検査法・疾患への適応等による不測の事故に対して，著者ならびに出版社は，その責を負いかねますのでご了承下さい。

序文

　「人工呼吸器アラームが鳴っているけど，急いで上の先生を呼んだほうがいいの？」
　「なんだか患者さんの呼吸が苦しそうだけど，このままの設定で見ててていいの？」
　など，人工呼吸器の扱いに慣れてきても，悩むことがよくありますよね。なんだかよくわからないままアラームが鳴り続けたりすると，こっちまで息苦しくなります。

　人工呼吸管理では，「一通りの設定ができればOK！」ではなくて，患者さんが良くなるまでに遭遇する様々なトラブルを，ひとつひとつ解決していかなければなりません。人工呼吸器トラブルというと，痰詰まり，気胸，肺疾患の悪化，気管チューブの抜け，回路の外れ，器械の不具合などなど，なんだか数多くの原因があるように考えて，苦手意識を持っているかもしれません。
　でも，トラブルをきっちり整理して理解しておけば，決まった手順を踏むことであわてずにしっかりトラブルシューティングできるのです。

　人工呼吸管理中の患者さんの状態が良くないときには，診察や胸部画像，血液ガスなどを使って評価するのはもちろんですが，人工呼吸器から得られる情報が非常にたくさんあります。呼吸を手助けするだけでなく，診断でも大いに活躍するのが人工呼吸器です。
　本書では，人工呼吸器から得られる情報を最大限に活

かして，トラブルの原因検索・解決にせまる方法を体系的に学びます．緊急時にすぐ役立つ知識を身につけるための内容です．

　1章では，まず各論として臨床現場で遭遇するさまざまなトラブルを知り，それと併せて，背景となる人工呼吸器のしくみについて学びます．2章では，総論として，それぞれのモードにおけるトラブルシューティングを，現場でどのように考え，どう実践するか整理します．ほとんどの方にはこの1章，2章の内容で十分だと思いますが，PRVCを使う方のために今回は3章を設けました．最近使用される機会が増えているこのモードですが，VCVやPCVとはトラブルでの考え方が異なるところもあるので，一般的なモードの説明のあと別個にまとめています．

　それでは，人工呼吸器トラブルの考え方を身につけて，トラブルシューティング名人になれるよう，一緒に勉強していきましょう．

2019年3月

田中竜馬

目 次

章 各モードのしくみとトラブル

1 漏れる！ ——————————————————— 2
2 詰まる！① [VCV編] ——————————————— 11
3 広がらない！① [VCV編] —————————————— 24
4 広がらない！② [PCV編] —————————————— 37
5 詰まる！② [PCV編] ——————————————— 49
6 合ってない！[患者－人工呼吸器非同調] ——————— 55
7 モードが合ってない！① ————————————— 56
8 モードが合ってない！② ————————————— 61
9 1回換気量が合ってない！[VCV] —————————— 63
10 フローが合ってない！[VCV] ———————————— 67
11 吸気圧が合ってない！[PCV] ———————————— 71
12 吸気時間が合ってない！[PCV] ——————————— 80
13 吸気が2段に！ ————————————————— 84
14 トリガーが合ってない！① [すべてのモード] ————— 90
15 呼気が合ってない！[すべてのモード] ———————— 94
16 トリガーが合ってない！② [すべてのモード] ———— 108

2章 トラブルシューティングの考え方と実践

1. トラブルシューティング まとめ ———— 112
2. VCVでのトラブル① 気道内圧上昇 ———— 137
3. VCVでのトラブル② 気道内圧低下 ———— 146
4. VCVでのトラブル③ 1回換気量低下 ———— 150
5. PCVでのトラブル① 1回換気量低下 ———— 155
6. PCVでのトラブル② 気道内圧上昇 ———— 163
7. CPAP（+PS）でのトラブル① 無呼吸 ———— 167
8. CPAP（+PS）でのトラブル② 1回換気量低下 ———— 171
9. モードに共通のトラブル① 呼吸回数上昇 ———— 176
10. モードに共通のトラブル② 低酸素血症 ———— 182
11. モードに共通のトラブル③ 高二酸化炭素血症 ———— 185

3章 PRVCのトラブルシューティング

1. PRVCというモード ———— 192
2. PRVCのアラーム ———— 196
3. PRVCでのトラブルシューティング ———— 200
4. PRVCでのトラブル① 1回換気量低下 ———— 209
5. PRVCでのトラブル② しんどそうな呼吸 ———— 217

索引 ———— 220

1章
各モードのしくみとトラブル

1章　各モードのしくみとトラブル

1 | 漏れる！

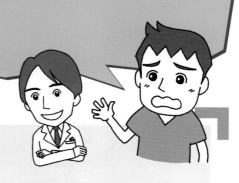

　大変です！

　どうしました？

　ついさっき他院から搬送されてきた人工呼吸管理中の患者さんですが，1回換気量下限アラームっていうのが鳴っているんです。

　じゃあ，患者さんを診てみましょうか。

ベッドサイドにて————

　これは大変ですね。すぐに気管挿管の準備をして下さい。

　既に挿管されていますけど，どうしたんですか？

　気管チューブが抜けているかもしれません。

　えっ！！　それって大変なことじゃ……すぐに準備します！

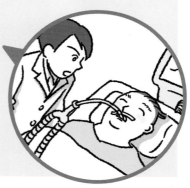

処置の後

- 危ういところでしたね。気管チューブがかなり上に上がっていて，カフが声門の上に飛び出していました。

- 間に合ってよかったです。でも，なぜわかったのですか？

- リークがあったからです。人工呼吸器のグラフィックから空気が漏れていることはわかったのですが，回路からも漏れてなさそうだし，気管チューブのカフ圧もけっこう高そうだったので，あと考えられるのは気管チューブが抜けかけていることかと。

- 人工呼吸器のグラフィックからそこまでわかるのですね。

- ほかにも状況証拠として，気管チューブの患者さんの口から出ている部分が長かったので（図1），チューブが浅いのもわかりましたし。

- さっきの短時間でそこまで見ていたのですね！ 人工呼吸器のアラームとかトラブルって，どうみたらいいのかわからなくて苦手なんです。

- それでは，ちょうどいい機会なので，人工呼吸器トラブルシューティングについて考えてみましょうか。

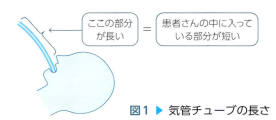

図1 ▶ 気管チューブの長さ

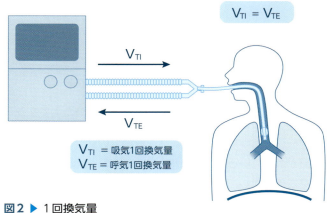

図2 ▶ 1回換気量
人工呼吸器から送られる空気の量（V_{TI}）と，戻ってくる空気の量（V_{TE}）は同じ．

リークとは―1回換気量の基礎知識

　今回はリークが起こっていました．リーク（leak）とは日本語で言うと「漏れ」のことです．

　そもそも，リークって何なのでしょう？　人工呼吸では，空気が人工呼吸器から回路を介して患者へ送られ，送られた空気は再び人工呼吸器へと戻ってきます（図2）．なので，人工呼吸器から送られる空気の量と，人工呼吸器へ戻ってくる空気の量は同じになるはずです．当たり前ですが，大事なところです．人工呼吸器から患者さんへと送られる吸気の1回換気量のことをV_{TI}，患者さんから人工呼吸器へと戻ってくる呼気の1回換気量のことをV_{TE}と呼びます．V_Tというのが1回換気量（tidal volume）のことで，IやEはそれぞれinspiredとexpiredを意味します．inspireは「吸う」，expireは「吐く」という英単語なので，V_{TI}とV_{TE}はそれぞれ，吸った1回換気量，吐いた1回換気量ということで，吸気1回換気量と呼気1回換気量となるのです．ここまでが1回換気量の基礎知識です．

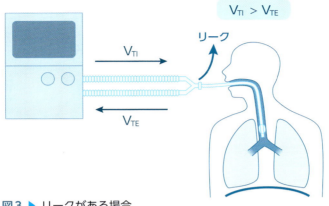

図3 ▶ リークがある場合
人工呼吸器から送られる空気の量より少ない量しか戻ってこない。

リークの見つけ方

―「$V_{TI} > V_{TE}$」はリークのサイン

　それでは，リーク（＝漏れ）があるとどうなるでしょうか？　どこかで空気が漏れて出て行ってしまうわけですから，人工呼吸器から送られた空気はすべて戻ってくるのではなく，一部が失われてしまいます（図3）。すると，V_{TI}よりもV_{TE}のほうが小さく，

$V_{TI} > V_{TE}$

となりますね。これがあると**どこかにリークがある**ことがわかります。V_{TI}とV_{TE}は人工呼吸器の画面で数字として表示させることができるので，これらの2つの数値を見比べて差がないことを確認してもよいのですが，もっと簡単に視覚的にとらえるため，人工呼吸器のグラフィックを見てみます。

1章-1　漏れる！

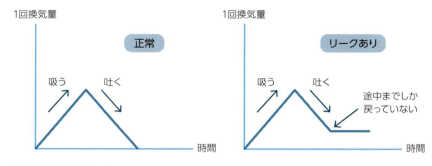

図4 ▶ 換気量波形

グラフィックで「0まで戻っている」ことを確認

　人工呼吸器のグラフィックで，換気量の波形は山の形になります（図4）。吸うときに山を登って，吐くときに山を下っていきます。リークがなければ吸った息がすべて戻ってくるので，山は最後に0まで戻ってきますが，リークがあるときには漏れた分の空気が人工呼吸器に戻ってこないので，山の途中までしか下りてきません（図4）。このパターンになっていれば，**どこかにリークがある**ことがわかります。数字を見比べるのと同じ意味ですが，より簡単に見つけられますよね。というわけで，**換気量波形は最後に0まで戻っているのを確認する**ようにして下さい。ちなみに，人工呼吸器グラフィックで「0まで戻っている」というのは重要で，ほかのグラフィックを見るときにも使います。

リーク箇所の探し方

回路・気管チューブを探す

　人工呼吸器グラフィックから，リークがどこかにあることはわかりました。

次は，実際にどこにリークがあるか探して，修正することになります。それでは，リークはどのように探せばよいでしょうか？

やみくもに探し始める前に，まず，リークはどこに起こるのかを考えてみましょう。先ほど人工呼吸器の回路を見たように，人工呼吸器からの空気は回路を通って，気管チューブを経て患者さんに送られます（図2）。患者さんから戻ってくる空気はまず気管チューブを通って，次に回路を通って人工呼吸器に戻ってきます。ここまではよいですか？ 空気が漏れるのはこの中の回路・気管チューブの部分です。人工呼吸器からは空気は漏れません。患者さんから空気が漏れることはないとは言えませんが（p10「患者からのリークとは」），トラブルというわけではないので，ここではバッサリと，

> リークは回路・気管チューブで起こる

と考えて下さい。

回路は目，耳，手で確認

回路からの漏れってどんな原因がありそうですか？ 回路の接続が外れていたり，回路が破損していたり，回路に接続しているウォータートラップが破損していたりというのがあります（表1）。探すときには，目で見て，耳で空気が漏れる音を聞いて，手で漏れがないか触りながら吸気回路と呼気回路を順にたどります。

気管チューブの抜け，カフの空気漏れに注意

気管チューブはどうでしょうか？ カフに十分な空気が入っていないなどがありますね。カフが膨らんでいなければ気管チューブの周囲から空気が漏れてしまいます。カフに空気が入っていない原因には，単純に空気の量が少ない場合と，カフ（またはパイロットバルーンとカフをつなぐチューブ）が破損している場合があります。後者では，いくら空気を入れても改善しないので

表1 ▶ リークの原因

回　路	気管チューブ
・回路の接続外れ ・回路の破損 ・ウォータートラップの破損	・気管チューブの抜け ・気管チューブのカフ漏れ

気管チューブを入れ替えることになります。

　気管チューブからの漏れで一番怖いのは，チューブが抜けかけていることです。気管チューブのカフが声帯よりも上にくるくらいまでチューブが抜けていれば，リークの原因になります。今回の症例のように，患者さんを搬送で動かしたときにはチューブ位置がずれてしまうことがあるので要注意です。それ以外にも，チューブの固定が緩んでいたときなども抜けの原因になります。チューブが抜けてしまっているときには，チューブをただ押し込むだけでは戻らないこともあるので，再挿管の準備をしながら対処します。

　回路が外れていたり，気管チューブが抜けかけていたりと，リークは緊急事態であることが少なくないので素早く対処できるようにしておく必要があります。

【リーク】
- 見どころ：換気量波形
- 特徴：換気量波形が0に戻らない
- 対処：回路・気管チューブの漏れているところを（急いで）探す

ほかの波形からのリークの見つけ方

　本書では主に，時間を横軸に取った，①圧波形，②流量波形，③換気量波形の3種類を示しますが，人工呼吸器グラフィックに圧－換気量曲線や流量－換気量曲線といったループを使いたい方もいらっしゃるかもしれません。そのような場合のリークの見つけ方もお示しします。

　圧－換気量曲線では，換気量が最後に0に戻らずに，ループが閉じなくなります（図5）。流量－換気量波形では，換気量が最後に0に戻らないため，やはりループが閉じなくなります（図6）。このように，人工呼吸器グラフィックにおいて，最後に0に戻るというのは重要なのです。

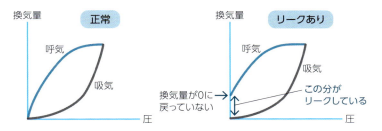

図5 ▶ 圧－換気量曲線
換気量が最後に0に戻らない。

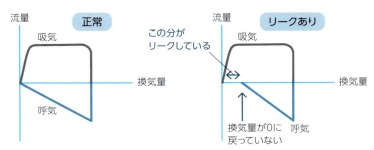

図6 ▶ 流量－換気量波形
換気量が最後に0に戻らない。

患者からのリークとは

　患者さんから空気が漏れるって，どんなときでしょうか？　それは，気胸に対して胸腔ドレーンが入っているときなのです。気胸があると，肺へ送られた空気の一部が肺から漏れて胸腔へ入ります。胸腔ドレーンが入っているときにはこの空気がドレーンを通って外に出ていくため，人工呼吸器には戻りません（図7）。人工呼吸器的にはリークとなり，例の特徴的な換気量波形となります。でも，胸腔ドレーンが入っているのは，わざわざ人工呼吸器で診断しなくても見ればわかりますよね。なので，ここでは原因には含めませんでした。

　リークが起こるのは気胸に対して胸腔ドレーンが入っているときだけで，空気が漏れていない胸水では起こりません。また，気胸が起こっていてもドレーンが入っていなければリークの波形は起こりません。

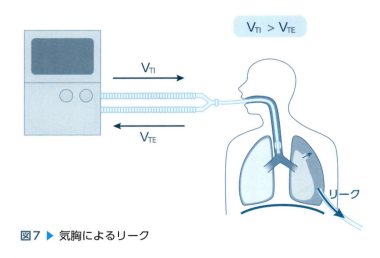

図7 ▶ 気胸によるリーク

1章 各モードのしくみとトラブル

2 詰まる！① [VCV編]

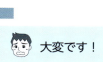

- 大変です！
- 今回はどうしました？
- COPDで人工呼吸管理されている患者さんなのですが、**気道内圧上限アラーム**というのが鳴っています。気管チューブ内を吸引してみたのですが良くなりません。
- VCVで人工呼吸管理しているわけですね。それではさっそく患者さんを診てみましょうか。

ベッドサイドにて

- 吸引では何も引けないのですね。それでは気管支拡張薬をネブライザーで投与してみましょうか。それで良くならなければ気管支鏡をしてみましょう。
- わかりました！ それではすぐにネブライザーの準備をします。

気管支鏡のあと

- けっこう痰が詰まっていましたね。気管支鏡で痰を取ったあとの気道内圧は下がっているので、やはりこれが原因だったようですね。
- でも、痰があるってどうしてわかったのですか？
- これもやはり人工呼吸器から診断したのです。
- 人工呼吸器でですか？ そんなことまでわかるのですか？
- では、呼吸と人工呼吸器についておさらいしつつ、**詰まり**について一緒に考えてみましょうか？

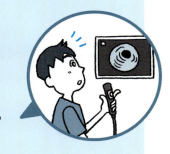

吸気のしくみ

　吸気はどのように行われているのでしょうか？ 胸腔を広げるのですよね。横隔膜や肋間筋の運動によって胸腔を広げて胸腔内と肺の中を陰圧にすることで、空気を外から肺の中に送り込みます。これが普段行っている吸気のしくみです。陰圧を使って呼吸しているので**陰圧呼吸**と呼びます（図1）。

　それでは、人工呼吸器を使っているときはどうでしょうか？ 人工呼吸器を装着している患者さんが自分でも吸気努力をすることがありますが、必ずしもそうとは限りません。こんなとき、どのような方法で肺に空気を送り込んでいるのでしょうか？ 人工呼吸器は、気道に陽圧をかけることで肺の中よりも圧を高くして肺へ空気を送り込みます。陽圧を使って呼吸しているので**陽圧呼吸**

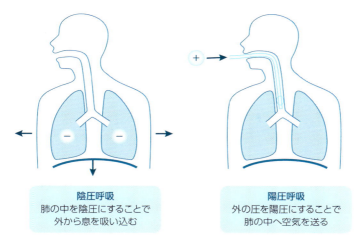

図1 ▶ 陰圧呼吸と陽圧呼吸

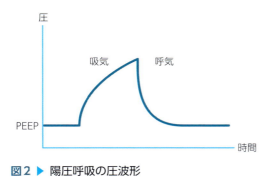

図2 ▶ 陽圧呼吸の圧波形

と呼びます。人工呼吸器の圧波形を見てみると図2のような形になっています。吸気で高い圧をかけて肺へ空気を送ります。呼気ではどうかというと、かけていた圧は解除することで肺が縮むに任せます。このように、人工呼吸器が手助けするのは吸気のほうで、呼気は受動的に行われます。

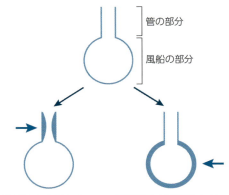

図3 ▶ 肺を単純化したモデル

人工呼吸器の「圧」と肺モデル

　今回の症例では気道内圧上限アラームが鳴っていました。気道内圧が高くなっていたのですね。圧が高くなるといえば吸気でした。それでは，人工呼吸器の「圧」とは何なのでしょう？　どんなときに高くなると思いますか？

　図1をもっと簡単にしてみます（図3）。そうすると，人間の肺は空気が通っていく管の部分と，空気で膨らむ風船の部分の2つにわけられます。管が気道で，風船が肺胞のイメージです。ものすごく単純化した話で，もちろん人間の肺が気道1本と肺胞1個でできているわけではありませんが，このように大まかにわけることは人工呼吸管理の理解にけっこう役立つのです。

　このような大雑把なイメージで考えてみると，人工呼吸器の圧が高くなる，すなわち高い圧をかけないと空気が入っていかない原因は，

　①管が細くて通りにくい
　②風船が固くて広がりにくい

の2つになります。気道も肺胞も正常の肺であれば，それほど高い圧をかけなくても簡単に空気が入っていくはずなのです．呼吸生理学的には，管の通りにくさのことを気道抵抗，風船の広がりやすさのことをコンプライアンスと呼びます．

肺疾患2パターン

2種類のパターンを区別する

このように肺を簡単なモデルで考えると，肺疾患というのは2パターンにわけられます．ひとつは気道が細くなるパターン（気道抵抗が上昇）で，もうひとつは肺胞が固くなるパターン（コンプライアンスが低下）です．いずれの場合も肺へ空気を入れるのには高い圧が必要になります．これらの2つのパターンを区別することは呼吸管理において大きな手がかりになります．

パターン1：気道抵抗上昇

気道抵抗が上昇するパターンの代表には，喘息や慢性閉塞性肺疾患（chronic obstructive pulmonary disease：COPD）による気管支攣縮，今回の症例のような気道分泌物による詰まりがあります．人工呼吸管理中の空気の通り道は患者さんの肺の中だけではありません．人工呼吸器から送られた空気は回路や気管チューブといった人工気道を通りますので，これらが詰まっていてもやはり気道抵抗は上昇します．気管チューブの詰まりの原因としては，チューブに溜まった分泌物，チューブの折れ曲がり，患者さんがチューブをかんでいるなど，空気の通り道が細くなる原因なら何でも含まれます．回路が詰まる原因としては，回路に溜まった結露があります．加湿に人工鼻を使っている場合には，人工鼻の詰まりも気道抵抗を上昇させます．分泌物が多い患者さんでは原則として人工鼻を使わないのはこのためです（表1）．

表1 ▶ 気道抵抗上昇の原因

部　位	原　因
気管チューブ	分泌物 折れ曲がり かんでいる
回　路	結　露
人工鼻	詰まり（分泌物などによる）
患　者	分泌物 気管支攣縮

パターン2：コンプライアンス低下

コンプライアンスが低下するパターンには，肺炎や肺水腫，急性呼吸促迫症候群（acute respiratory distress syndrome：ARDS），無気肺のような肺疾患があります。喘息やCOPDで肺が過膨張してパンパンになっていても肺は広がりにくくなるので，やはりコンプライアンスが低下します。気胸のような肺の外の疾患も，肺を広がりにくくします。重度の肥満や，急性膵炎や外傷のような腹部疾患による腹部コンパートメント症候群でも，腹腔内圧の上昇によって横隔膜が押されて肺が広がりにくくなります（図4）。

　このように，気道抵抗が上昇している場合と，コンプライアンスが低下している場合では，原因となる疾患が異なるので，鑑別，さらには治療に役立ちます。コンプライアンス低下は必ず患者さんの中で起こっているのに対して，気道抵抗上昇は患者さんだけでなく，気管チューブや回路などの人工気道も含めて考えることは重要なので覚えておいて下さい。

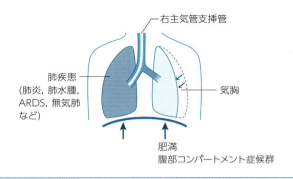

- 肺水腫
- 肺炎
- ARDS
- 無気肺
- 肺過膨張
- 気胸
- 片肺挿管
- 肥満
- 腹部コンパートメント症候群

図4 ▶ コンプライアンス低下の原因

まとめ

- 肺疾患のパターンは，気道抵抗上昇とコンプライアンス低下の2種類
- 気道抵抗が上昇するか，コンプライアンスが低下すると気道内圧が高くなる

気道抵抗上昇

　今回の症例では，気管支鏡で分泌物が溜まっているのが見つかりました。分泌物によって空気の通り道が狭くなるので，気道抵抗上昇のパターンです。人工呼吸器が肺へ空気を送り込もうとしても，通り道が狭くなっているので高い圧が必要になり，<u>気道内圧が上昇</u>します。そして気道内圧は，風船が膨らみにくい，すなわち肺胞が固くなるパターンでも高くなるのでした。それでは，ど

のように区別すればよいのでしょうか？　この2つを区別することが役立つのでしたよね．

　最も手っ取り早く役立つのは流量波形です．1章-1 漏れる！でリークを見つけるのに換気量波形を見ましたね．人工呼吸器のグラフィック波形には，圧波形と流量波形，換気量波形の3つがあります．今回の気道抵抗上昇でまず役立つのは流量波形なのです．1章-1 漏れる！でもそうでしたが，人工呼吸器のトラブルではグラフィックが非常に役立ちます．気道内圧上昇時には，圧波形もまた重要なのですが，こちらの使い方はまた後で説明します．

流量波形とは

　まずは，流量波形が何なのか説明しましょう．吸気では人工呼吸器から患者へ，呼気では患者から人工呼吸器へと空気が流れています．この流れを見ているのが流量波形です（図5）．「人工呼吸器→患者」の空気の流れを上向き，「患者→人工呼吸器」の流れを下向きに描くのが約束です．単位はL/分で表します．単位時間にどれだけの量の空気が流れるかを見ているのですね．

吸気の流量と呼気の流量

　今回使っているVCV（volume-controlled ventilation）というモードでは1回換気量を設定するのですが，同時に吸気流量も設定します．ですから，患者さんの状態がどのように変わっても吸気のほうは変化しません．常に一定です．これはVCVの特徴です．人工呼吸器によってはVCVでの吸気のパターンを選べます．まず，一定の流量で呼吸を送るのが矩形波です．でも，普段の呼吸は一定ではないですよね．より生理学的な，漸減波というパターンを選べるものもあります．この場合は，吸気流量は初めが最も大きくて，吸気終わりに近づくにつれて小さくなります．

　では，人工呼吸管理中の呼気はどのように起こるのか覚えていますか？　呼気は受動的に行われるのでしたね．患者さんの肺が縮むことで息が出ていきま

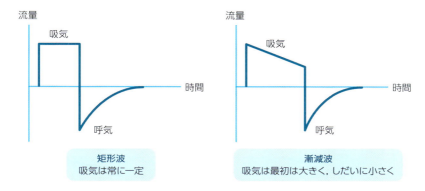

図5 ▶ VCVの流量波形

す。人工呼吸器が手助けするわけではありません。なので、こちらは患者さんの状態が変われば変化します。逆に言うと、呼気波形は患者さんの変化を把握するのに使えるわけです。

── 気道抵抗が上昇すると

　先ほどの肺モデル（図3）で考えてみます。気管支攣縮とか気道分泌物とかで空気の通り道が細くなっていたら、息を吐くのにどう影響すると思いますか？通り道が細いのですから、風船が同じであれば、空気の流れが遅くなって息を吐くのに時間がかかるようになりますよね。なので、呼気が延長します。これが気道抵抗上昇での特徴です（図6）。喘息の患者さんの呼吸音を聴診すると、気管支が細くなっているために喘鳴が聞こえて、呼気が延長していますよね。それと同じことを人工呼吸器の流量波形で見ているわけです。分泌物で気道が細くなっているときには、波形がギザギザになることもあり、これも原因を見つける手がかりになります（図7）。というわけで、気道抵抗上昇を見つけるのは呼気の流量波形です。いつもここを見る習慣をつけておけば、痰詰まりを起こしているのが見つけやすくなります。

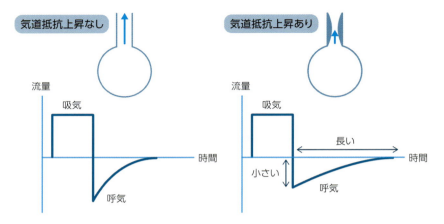

図6 ▶ 気道抵抗上昇による呼気流量波形の変化

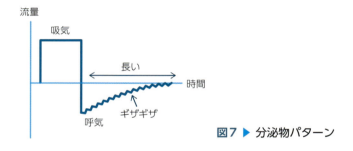

図7 ▶ 分泌物パターン

気道抵抗上昇の原因の見つけ方

空気の通り道とは

　空気の通り道が細くなって気道抵抗が上昇しているのがわかったとします。それでは，原因はどのように見つければよいでしょうか？　人工呼吸管理中に

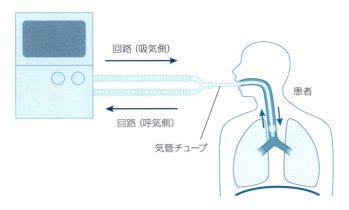

図8 ▶ 人工呼吸管理中の空気の流れ
空気は回路（吸気側）→気管チューブ→患者→気管チューブ→回路（呼気側）
をたどって流れる。

は，気道というのは必ずしも患者さんの中だけでなく，気管チューブや回路といった人工気道も合わせて考えるのでしたね．空気が人工呼吸器から出て，

> 回路（吸気側）→気管チューブ→患者→気管チューブ→回路（呼気側）

をたどって流れるのをすべて合わせて考えます（図8）．加湿のために人工鼻を使っている場合にはそれも含めます．

まずは人工気道

とはいっても，それほど難しく考える必要はありません．**まずは人工気道を調べてみます**．回路や気管チューブ（の外に出ている部分）は，パッと見てすぐにわかりますよね．回路に結露が溜まっていないか，気管チューブの外から見える部分に痰が溜まってないか，あるいは折れ曲がったり患者さんがかんでいないかなどを手早くチェックします．人工鼻を使っている場合には，人工鼻に

も分泌物が付着していないかを確認します．それで問題がなければ，詰まりは見えないところ，すなわち気管チューブの患者さんの中にある部分か，患者さん自身の気道にあることがわかります．気管チューブの詰まりは吸引チューブで調べながら同時に治療します．気管チューブに詰まるというと分泌物ですよね．まず，吸引チューブが通るか調べます．ここで吸引チューブがスムーズに入っていかなければ，気管チューブに分泌物がぎっちり詰まっている可能性があり一大事です．吸引チューブが入れば，今度は吸引をしながら抜いてきます．吸引で分泌物を取り除くことができれば，気道抵抗が低下して問題解決です．

次に患者さんの気道

　吸引チューブはスムーズに通るし，吸引しても分泌物は引けない，となると，原因は患者さん自身の気道にあります．この場合の原因も多いのは気道分泌物で，喘息やCOPDの既往があれば気管支攣縮も考慮します．さて，患者さん自身の気道が細くなっている場合にはどうすればよいでしょうか？　喘息やCOPDの患者さんであれば，気管支拡張薬を投与することができます．これで改善すれば気管支攣縮が原因であることがわかり，同時に治療にもなります．気管支拡張薬で解決しなかった場合はというと，このときには気管支鏡で気道を観察し，分泌物による詰まりがあれば同時に治療を行います（図9）．

　結局のところ，気道抵抗上昇の原因の多くが気道分泌物でしたが，人工呼吸管理というのは痰との戦いでもあります．なので，トラブルが起こったときにはまず気道分泌物の可能性を考えるのは重要です．

まとめ

- 気道抵抗上昇は（まず）呼気の流量波形から見つける
- 気道抵抗上昇があるときには，回路・気管チューブも含めて原因を検索する

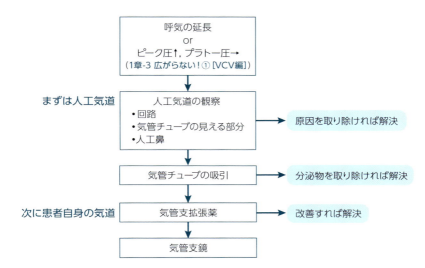

図9 ▶ 気道抵抗上昇での原因検索と解決の手順

1章 各モードのしくみとトラブル

3 広がらない！① [VCV編]

 大変です！

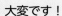 どうしました？

 重症肺炎で人工呼吸管理中の患者さんなのですが，気道内圧が上昇して低酸素血症になっています。血圧も下がっています！

 VCVで人工呼吸管理しているのですね。

 なぜわかるのですか？

 それは後で説明するとして，とりあえず患者さんのところに行きましょうか？

ベッドサイドにて

 前に診た患者さんは気道分泌物が溜まっていたので，今回も吸引をしてみたのですが，痰はないようです。

 今回はちょっとパターンが違うようですね。流量波形は見ましたか？

 呼気の流量波形でしたよね。そういえば，前のときと違って延びてませんし，ギザギザもないようです。

ピーク圧が35cmH₂Oで，プラトー圧が30cmH₂Oですか。今回の原因は気道分泌物ではないようですね。右側の呼吸音が低下していますし，気胸になっているかもしれないので胸部Ｘ線を撮りましょうか。

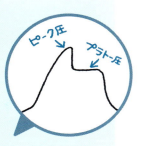

わかりました。ところでプラトー圧とは何ですか？

痰詰まりなのか気胸なのかを見わける重要なポイントなので，処置の後にゆっくり説明することにします。

そうですね。まずは処置のほうをよろしくお願いします。

コンプライアンス低下

　前項で説明した通り，VCVでは設定した1回換気量を設定した吸気流量で送ります。肺疾患は，痰詰まりなどで気道抵抗が上昇するパターンか，気胸のようにコンプライアンスが低下するパターンの2種類にわけられると言いましたが，どちらが起こっても気道内圧が上昇します。原則として，**VCVでは何か起こると気道内圧が変化する**ので，後述するPCV（圧は変わらない）に比べると**初学者にはわかりやすい**かもしれません。

人工呼吸での気道内圧

　私たちの普段の呼吸が胸腔内を陰圧にして行う陰圧呼吸であるのに対して，人工呼吸は気道に陽圧をかけることによる陽圧呼吸なのでした。陽圧呼吸では

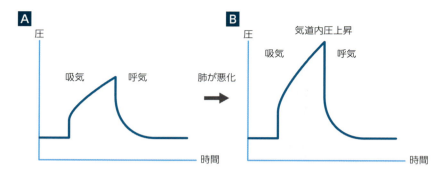

図1 ▶ VCVでの圧波形
気道抵抗上昇やコンプライアンス低下があると圧が高くなる。

息を吸うときに圧をかけて，息を吐くときにはかけていた圧を解除するので，圧波形を簡単に描くと**図1A**のようになります。吸気の終わりに近づくにつれて圧は高くなります。息を吸うときにどれくらいの圧が必要なのかは，肺の状態によって変わってきます。私たちの普段の肺の状態では，気道は空気が通りやすく肺は広がりやすいので，それほど高い圧をかけなくても簡単に肺に空気を送ることができます。気道抵抗が高かったりコンプライアンスが低かったりすると，肺へ空気を送るのに必要な圧は高くなります（**図1B**）。逆に，VCVで人工呼吸管理をしているときに気道内圧が高ければ，肺のどこかが悪いことがわかります。

プラトー圧とは

気道内圧が高くなるのは，気道抵抗の上昇かコンプライアンス低下のどちらかが起こっているということがわかりました。この2つを区別できる方法があれば便利ですね。そこで登場するのがプラトー圧という考え方です。

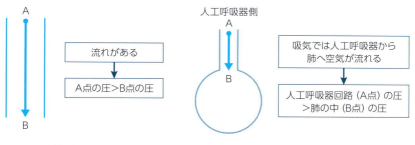

図2 ▶ 圧較差による空気の流れ　　図3 ▶ 人工呼吸器から肺への空気の流れ

圧較差で空気を流す

　管を通って空気がA点からB点へと流れているときには，どちらの圧のほうが高いと思いますか？　A点のほうですよね（**図2**）。圧が高いほうから低いほうへと流れます。これは肺の中での空気の流れだけでなく，身体の中の血流でも同じです。心臓の中の圧が高いから体中の血管に血液を流すことができます。

　人工呼吸の話に戻ると，吸気で人工呼吸器が空気を肺に送っているときには，肺の中の圧よりも人工呼吸器の回路の圧のほうが高くなっています（**図3**）。そのために空気が流れているわけです。人工呼吸器の画面に表示される気道内圧というのは，回路の中で測った圧なのですが，これは肺の中の圧とは異なります。

人工呼吸器→肺

へと空気が流れているときには，回路内で測った気道内圧のほうが高くなっているのです（**図4**）。

　中学校の理科で**オームの法則**を習ったのを覚えているでしょうか？

電圧＝電流×電気抵抗

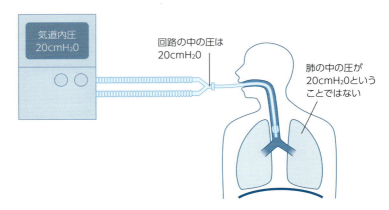

図4 ▶ 人工呼吸器から肺へ空気が流れているときの気道内圧

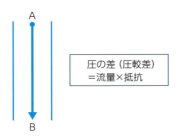

図5 ▶ 圧較差と気道抵抗の関係

なんていう式で出てきたのですが、この法則は生理学にもよく使われており、

　　圧較差＝流量×気道抵抗

という式で表します。先ほどの空気の例でいうと、A点とB点との圧の差（圧較差）は、流量とその間の抵抗から計算できるわけです（図5）。ちょっとややこしく感じるかもしれませんが、本書に出てくる式はこれひとつだけなので、もう少しおつき合い下さい。

━━ プラトー圧＝肺の中の圧

話を戻して，肺の中の圧がどれくらい高くなっているのか知る方法はないのでしょうか？　それが**プラトー圧**です。

上記のように，人工呼吸器から肺へと空気が流れているときには，抵抗がある管に空気を流すための圧も含めて考えているため，人工呼吸器に表示されている一番高い圧のピーク圧（最高気道内圧）は必ずしも肺の中の圧と同じではありません（**図6**）。プラトー圧を測定するには，吸気の終わり（一番圧が高くなるところですね）で測定のためにあえていったん空気の流れを止めます。この操作のことを**吸気ポーズ**と呼び，ボタンひとつで人工呼吸器がやってくれます。空気の流れが止まると，流れはないので圧は等しくなりますよね。A点とB点とは同じ圧になります。オームの法則を使うと，流量＝0なのですから，

```
圧較差＝0×抵抗
     ＝0
```

で，その間の抵抗が何であっても圧較差はなくなります。

結局どうなるかというと，空気の流れを止めてしまうと気道内圧と肺の中の圧が等しくなるのです（**図7**）。このときに測定した圧のことをプラトー圧と言

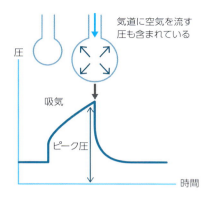

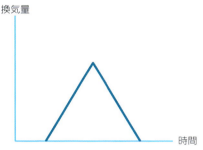

図6 ▶ ピーク圧（最高気道内圧）

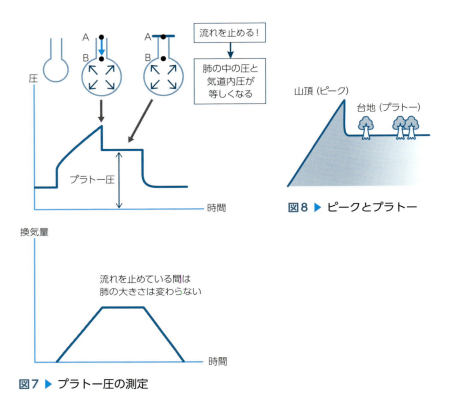

図7 ▶ プラトー圧の測定

図8 ▶ ピークとプラトー

い，肺の中の圧の近似だと考えます。これで肺の中の圧がわかりました。プラトー（plateau）には「台地」という意味があるのですが，空気の流れを止めたときの圧波形の形が平らになることからこのような名前がついています（図8）。

> **まとめ**
> - VCVでは何か起こると気道内圧が変化する
> - プラトー圧は肺の中の圧の指標となる

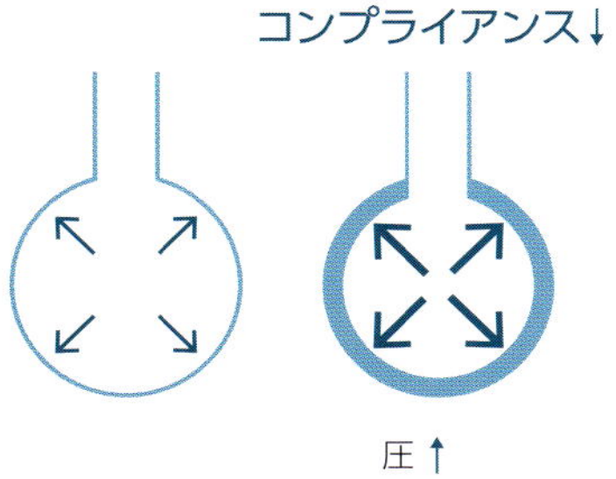

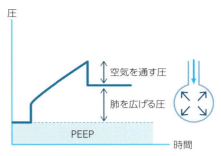

図9 ▶ コンプライアンス低下の考え方
ゴムが分厚くて膨らみにくい風船のようなイメージ。

図10 ▶ 空気を通す圧と肺を広げる圧

プラトー圧を使った鑑別

コンプライアンス低下ならプラトー圧は高くなる

　プラトー圧を使えば肺の中の圧がわかるという話をしましたが，それではこれを使って肺疾患の2パターンをどう区別すればよいでしょうか？　肺を広げる圧というのは肺が固くなればなるほど高くなります。ゴムが分厚くて膨らみにくい風船をイメージしてみて下さい。ゴムが薄い風船に比べると，高い圧をかけないと同じ大きさに膨らまないですよね（図9）。なので，コンプライアンスが低下すると肺を広げる圧が高くなります（図10）。コンプライアンスが低下する例としては，肺炎や肺水腫，ARDS，気胸，片肺挿管，肥満，腹部コンパートメント症候群などがあります（p17 図4）。なので，プラトー圧が高くなっているとき，コンプライアンスが低下していることがわかります。

気道抵抗上昇ならピーク圧とプラトー圧の差が広がる

　ピーク圧とプラトー圧の差の部分って，何なのでしょう？　空気が流れてい

1章-3 広がらない！① ［VCV編］

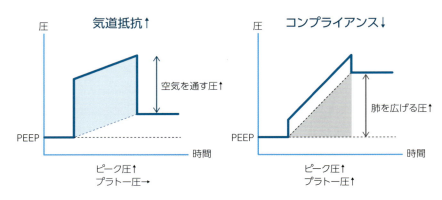

図11 ▶ 気道抵抗上昇とコンプライアンス低下の圧パターン

るときと，空気の流れを止めたときの圧の差なので，空気を流すのに必要な圧だったのですね（図10）。オームの法則でいう，

圧較差＝流量×気道抵抗

の部分です。管の通りにくさ（気道抵抗）が高くなればなるほどこの圧は大きくなります。なので，痰詰まりや気管支攣縮を起こしていれば，この圧が高くなるわけです（p16 表1）。

　このように，プラトー圧とピーク圧を見ることで，コンプライアンスが低下したのか，気道抵抗が上昇したのかを区別することができます。どちらか区別したいときには積極的にプラトー圧を使って下さい。

　今回の患者さんではピーク圧が高く，35cmH$_2$Oにまでなっていました。プラトー圧も30cmH$_2$Oと高くなっていて，ピーク圧とプラトー圧の差が小さいので，コンプライアンス低下のパターン，すなわち肺が固くなっていることがわかります（図11，12）。聴診で右肺の呼吸音が低下していることも併せて考えると，気胸を起こしている可能性も考えられる状況です。

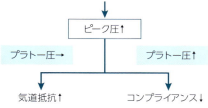

図12 ▶ 気道抵抗上昇とコンプライアンス低下の圧による識別

> **まとめ**
> - プラトー圧を測ることで，気道抵抗の問題なのかコンプライアンスの問題なのか区別することができる
> - 気道抵抗上昇：ピーク圧↑，プラトー圧→
> - コンプライアンス低下：ピーク圧↑，プラトー圧↑

コンプライアンスと気道抵抗を数値化

コンプライアンスの意味

　ここまでの話がわかれば，とりあえずトラブルに対応するのには十分なのですが，より深く知りたい人のためにもう少し詳しい話をします。

　プラトー圧を測定すると，人工呼吸器によっては自動的にコンプライアンスを画面に表示してくれます。これはどのように調べているのでしょうか？　まず，コンプライアンスは「圧を1cmH$_2$Oかけたときに膨らむ大きさ（mL）」という意味で，単位はmL/cmH$_2$Oです。値が高いほど膨らみやすいことになります。

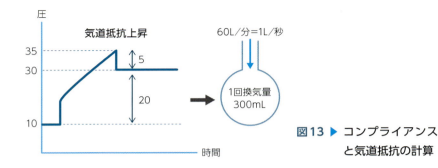

図13 ▶ コンプライアンスと気道抵抗の計算

コンプライアンスの計算

1回換気量が300mL，PEEPが10cmH₂Oの設定で，ピーク圧が35cmH₂O，プラトー圧を測定すると30cmH₂Oだったとします（**図13**）。そうすると，肺を300mLだけ広げるのに必要な圧が20cmH₂Oなので，コンプライアンスは，

コンプライアンス＝ 300 ÷ (30 − 10) ＝ 15mL/cmH₂O

となります。人工呼吸器を装着した成人患者の正常コンプライアンスは50〜100mL/cmH₂Oくらいなのでかなり低く，肺が固くなっていることがわかります。コンプライアンスは，VCVでもPCVでもプラトー圧を測定すればこのように数値で表すことができます。

気道抵抗の計算

次に，気道抵抗の計算を示します。こちらは数値で表すにはVCVで矩形波（p18「吸気の流量と呼気の流量」）にして流量を一定にする必要があります。計算には，先ほど名前が出てきたオームの法則を使います。ピーク圧が35cmH₂Oで，プラトー圧が30cmH₂Oの場合，吸気の終末で気道内圧が35cmH₂O，肺の中の圧が30cmH₂Oになっているということです。この差の5cmH₂Oで，空

気が回路から肺胞へと流れているわけです。流量設定が60L／分（＝1L／秒）で，一定だった（矩形波だと一定ですね）とすると，オームの法則から，

> 圧較差＝流量 × 気道抵抗

なので，

> 気道抵抗＝圧較差÷流量
> 　　　　＝5÷1＝5cmH$_2$O／L／秒

となります。このように計算するために，吸気流量が一定になる矩形波にする必要があったのです。気管チューブの径にもよりますが，人工呼吸器を装着した成人患者では正常な気道抵抗は5〜10cmH$_2$O／L／秒くらいです。先の症例で，気道抵抗が上昇したときには呼気の流量波形を見ると言いましたが，このようにプラトー圧を測定すれば数字で気道抵抗を表すこともできるのです。

コンプライアンスと気道抵抗の値から見わける

　今回の症例は，このように数値で表すとコンプライアンスが低下（15mL／cmH$_2$O）していますが，気道抵抗は正常（5cmH$_2$O／L／秒）なので，肺が膨らみにくくなる病態があることがわかります。VCVで気道内圧が上昇しているときに，気道抵抗上昇なのか，それともコンプライアンス低下かを見わける方法として，前述のようにプラトー圧を測定したときの圧波形の形状を見る方法もありますが，このように数値で表すこともできます。1章-2 詰まる！① [VCV編] の症例では，痰詰まりを見つけるのに呼気の流量波形に注目しましたが，このようにプラトー圧から実際に気道抵抗を計算することでもわかります。
　ちなみに，コンプライアンスと気道抵抗は，吸気ポーズをすると人工呼吸器が自動的に計算してくれます。

まとめ

- コンプライアンス $= \dfrac{1回換気量}{プラトー圧 - PEEP}$

- 気道抵抗 $= \dfrac{ピーク圧 - プラトー圧}{吸気流量}$ ※ただしVCVで矩形波のときのみ

1章 各モードのしくみとトラブル

4 広がらない！② [PCV編]

 大変です！

 今日はどうしましたか？

 肺炎で人工呼吸管理中の患者さんなのですが，酸素飽和度が下がってきていて，1回換気量が小さくなっているのです。

 PCVを使っているのですか？

 そうです。気胸になってないかと胸部X線を撮ったのですが，気胸はなくて，でも両側の浸潤影が悪くなっています。

 そうですね。ARDSになったようですね。

 どうすればよいでしょうか？

 PCVでは圧を設定できる代わりに1回換気量は保証されないので，1回換気量を見ながら吸気圧を上げてみましょう。低酸素血症もあるので，PEEPも上げないといけないかもしれませんね。

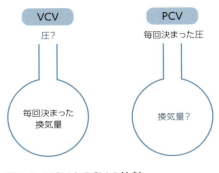

図1 ▶ VCVとPCVの比較

PCVとは

VCVとPCV

　さらっと，「PCVを使っているのですか？」という会話がありましたが，前項のVCV（volume-controlled ventilation）と本項のPCV（pressure-controlled ventilation）とではどのような違いがあるのでしょうか？

　VCVでは，毎回決まった量の空気が肺に送られます。「1回換気量500mL」と設定すれば，どれだけの圧が必要であろうと（気道内圧上限アラームで制限されない限り）500mLが毎回送られるわけです（図1）。それに対して，PCVでは，毎回決まった圧が肺に加わります。「吸気圧20cmH₂O」と設定すれば，1回換気量がどれだけであろうと（1回換気量上限アラームで制限されない限り）20cmH₂Oの圧が肺にかかるわけです。その名の通り，volume（1回換気量）を決めるのかpressure（吸気圧）を決めるのかが異なるわけですね。このように，人工呼吸器で私たちが一度に設定できるのは1回換気量か吸気圧かいずれか一方だけです。「量も圧も両方決めたい」なんていうわがままな方法はありません。

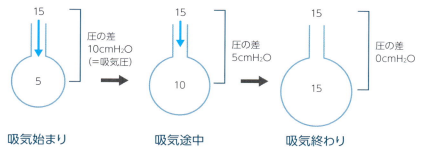

図2 ▶ PCVでの肺の中の圧

PCVの見どころは？

VCVでは気道抵抗かコンプライアンスが変化すれば，必ず気道内圧が変わるのでした。どちらかを区別するのにプラトー圧を使うのでしたね。PCVではどうかというと，圧を設定するので何が起こっても気道内圧は変化しません。では，代わりにどこを見ればよいのでしょうか？ PCVで肺に空気が送られるしくみを見ながら考えてみましょう。

PCVで肺に空気が送られるしくみ

PCVで吸気圧を10cmH$_2$O，PEEPを5cmH$_2$Oに設定したとします。すると吸気が始まった瞬間[※]，人工呼吸器回路にかかる気道内圧は，吸気圧＋PEEPの15cmH$_2$Oまで上昇しますが，この時点ではまだ肺の中に空気が入っていっていないので，肺の中の圧は呼気終末での圧（PEEP）の5cmH$_2$Oです。空気が入っていくにつれて肺の中の圧が高くなって肺が膨らんでいきます（図2）。肺の中の圧が高くなると，気道内圧と肺の中の圧の差はしだいに小さくなるので，吸気流量は小さくなっていきます。オームの法則でしたね。

※実際には瞬間的に圧が上がるわけではなく，少し時間がかかります。圧のこの立ち上がり方を調節するのがライズタイムです。

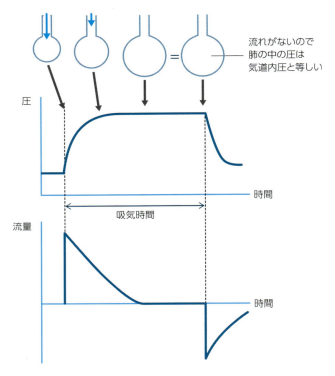

図3 ▶ PCVでの圧波形と流量波形

圧較差＝流量×気道抵抗

の関係になっているのでした。最終的に，肺の中の圧が気道内圧（吸気圧＋PEEP）と同じ15cmH$_2$Oまで上昇したところで肺の大きさは最大になり，空気の流れは止まります。この時点で圧は釣り合っているので，それ以上はいくら待っても肺は大きくなりません。これがPCVで肺に空気が入るしくみです（図3）。

表1 ▶ VCVとPCVの設定項目

VCV	PCV
1回換気量 吸気流量	吸気圧 吸気時間

吸気時間とプラトー圧

　PCVでは吸気圧とともに，吸気時間も設定します（表1）。PCVでの吸気時間は，閉塞性肺疾患がない限り吸気流量が0になるところか，それよりも長く設定することが多いので，吸気の終わりで，

肺の中の圧＝ピーク圧

となっていて，VCVのときとは異なり**プラトー圧を測定しなくても肺の中の圧がわかる**のです。便利ですね。もちろんVCVのときと同じように吸気ポーズをして測定しても構いません。

　吸気流量が0になる前に吸気が終わるように吸気時間を設定している場合はというと，吸気の終わりでも，

肺の中の圧＜ピーク圧

となります（図4）。VCVの場合と同様に，吸気ポーズをしてプラトー圧を測定すれば肺の中の圧を知ることができます。

　以上がPCVでの吸気のしくみです。最終的に肺の大きさが同じであれば，使っているのがPCVでもVCVでも肺の中の圧は等しくなるはずなので，**プラトー圧はどちらでも同じ**になります（図5）。同じ風船を同じ大きさに広げるのであれば，圧は同じになりますよね。

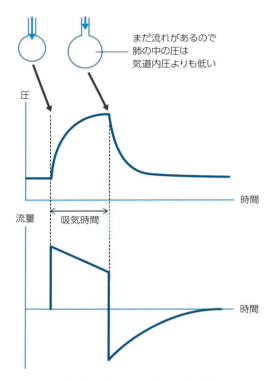

図4 ▶ 吸気流量が0になる前に吸気が終わる設定の場合

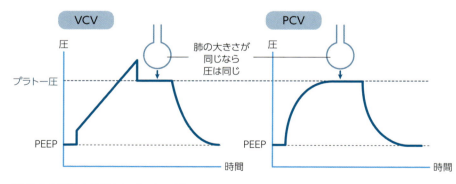

図5 ▶ VCVとPCVのプラトー圧

> **まとめ**
> - 人工呼吸器で設定できるのは1回換気量か吸気圧のどちらか一方だけ
> - PCVで吸気の終わりで吸気流量＝0になっていれば，ピーク圧＝プラトー圧

PCVでのコンプライアンス低下

　PCVのしくみがわかったところで，PCVでコンプライアンスが下がった場合を考えてみましょう。たとえば，普通の風船とゴムが厚い風船の2種類がある場合を考えてみます。ここで，同じだけの圧で2つの風船を膨らませたらどうでしょうか？　分厚い風船のほうが広がりにくいので，同じだけの圧をかけると分厚い風船のほうにはあまり空気（1回換気量）が入らないですよね（図6）。肺が固くコンプライアンスが低いというのは，風船のゴムが分厚いのと同じなので，同じ吸気圧の設定であれば，1回換気量が小さくなるという変化が起こります。PCVでは，

　　コンプライアンス低下→1回換気量減少

なのです。VCVでは，コンプライアンスが低下するとピーク圧が上昇していたのに対して，PCVではコンプライアンスが低下すると1回換気量が減少するわけですね（図6）。1回換気量を同じに保ちたいのであれば，吸気圧設定を上げる必要があります（図7）。

PCVでのコンプライアンスの計算

　PCVでも，VCVのときと同じくコンプライアンスを数値で表すことができるでしょうか？　前述の通り，吸気流量＝0となるように吸気時間を設定している場合，肺を広げる圧＝吸気圧なので，コンプライアンスは，

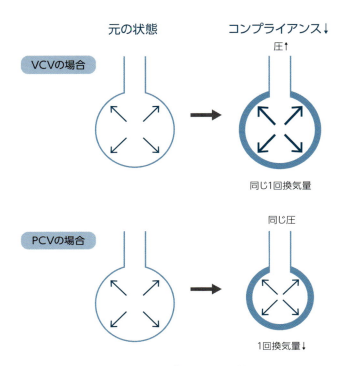

図6 ▶ VCVとPCVでのコンプライアンス低下

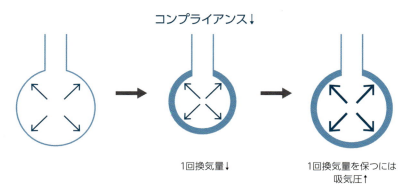

図7 ▶ PCVでのコンプライアンス低下と1回換気量

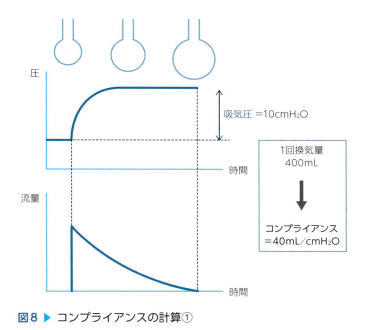

図8 ▶ コンプライアンスの計算①

1回換気量÷吸気圧

でわかります。たとえば、吸気圧の設定が10cmH₂Oで1回換気量が400mL入っているのであれば，

コンプライアンス＝400÷10＝40mL/cmH₂O

になります（図8）。ここで，今回のようにARDSになったりして1回換気量が200mLまで減少すれば，

コンプライアンス＝200÷10＝20mL/cmH₂O

に低下していることがわかります（図9）。

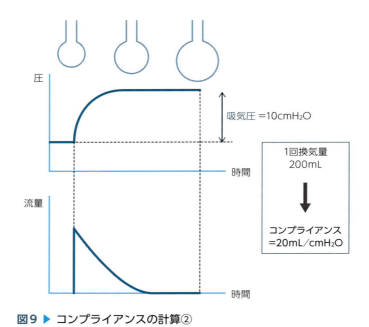

図9 ▶ コンプライアンスの計算②

コンプライアンス低下のもうひとつの手がかり

呼気流量波形を見る

　PCVでコンプライアンスが変化すると必ず1回換気量が変わり，常に気道内圧が変化するVCVとは対比になっています。PCVでコンプライアンスが変化したときの手がかりがもうひとつあります。それは，流量波形です。気管支攣縮や気道分泌物で気道抵抗が上昇すれば，流量波形で呼気が長くなったのを覚えていますか？　呼気は人工呼吸器が行うのではなく，患者さん任せなので，人工呼吸器モードにかかわらず同じ考え方がPCVにも当てはまります。コンプライアンスが低下したときはというと，それとは逆に呼気が短くなります。すぐに0に戻る

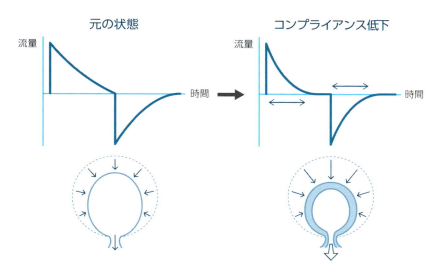

図10 ▶ コンプライアンス低下での流量波形の変化

ようになるのです．短くなる理由は時定数というもので説明できるのですが，ゴムが厚い風船がギュッとすぐにしぼむのをイメージしてもらえばよいです（図10）．

吸気流量波形も変化

　VCVでは吸気流量を設定しましたが，PCVの吸気流量は肺の状態によって変わるので，吸気のほうでも0に戻るのが早くなります．それを知っていれば，波形をパッと見るだけで，「あれ，なんだか流量波形の幅が短くなっているな，コンプライアンスが悪くなっているのかな」と気づけるようになります．特に，気道抵抗が上昇しているのか（気道分泌物など），コンプライアンスが低下しているのか（気胸など）で迷うときには，このような区別を知っていると鑑別に役立ちます．

> **まとめ**
> - PCVでは，コンプライアンスが低下すると1回換気量が減少する
> - PCVでは，コンプライアンスが低下すると流量波形の下がりが早くなる

時定数（time constant）とは

$$時定数＝気道抵抗×コンプライアンス$$

で表されるもので，肺が元の状態から63％縮む（37％の大きさになる）までの時間を示します。

　この式からわかるように，肺は気道抵抗が低い（空気が通りやすい）ほど，コンプライアンスが低い（肺が広がりにくい）ほど縮みやすく，逆に，気道抵抗が高い（空気が通りにくい）ほど，コンプライアンスが高い（肺が広がりやすい）ほど縮みにくくなります。典型的な前者の例としてはARDSが，後者の例としては肺気腫があります。

　肺から息を完全に吐ききるには，時定数×5の時間が必要です。

1章 各モードのしくみとトラブル

5 詰まる！② [PCV編]

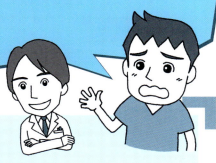

 大変です！！

 慌ててどうしましたか？

 PCVで人工呼吸管理中の肺炎の患者さんなんですが，ぜんぜん換気量が入ってないみたいなんです。吸引しようとしても，吸引チューブが気管チューブを通りません。

 それは一大事ですね。さっそく患者さんのところに行きましょう。とりあえず挿管の準備をして下さい。

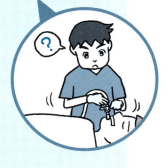

抜管・再挿管後

 抜いた気管チューブをみたら固い痰がぎっちり詰まっていました。どうりで換気できないわけです。

 すぐに再挿管できてよかったですね。

 直前まで1回換気量も保たれていたのですが，なぜこんなに急に悪くなったのでしょうか？

 急にこんなに痰が詰まるわけではないので，急に起こったわけではないと思いますが，PCVの場合は痰詰まりなどで**気道抵抗が上昇しても気づかれないことがよくある**のです。

VCVだときっちり気道内圧が上がったので，見つけるのはそれほど難しくなかったのですが，PCVでは勝手が違うのですね。

いいところに気づきましたね。実は，ここがPCVを使うときの一番の注意点なのです。VCVだと何か起これば気道内圧が変化するのだから，PCVでは何か起これば1回換気量が変化する，ってことだと話が簡単なのですが，そうはいかないのです。

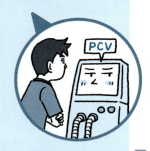

PCVでの気道抵抗上昇

　PCVでは何が起こってもピーク圧は変わらない，というのがVCVと異なるところでしたね（図1）。その代わりに，コンプライアンスが変化した場合には，PCVでは必ず1回換気量が変わるのでした。それでは，気道抵抗が変化した場合はどうでしょうか？　やはり1回換気量が変わるのでしょうか？
実は，PCVで気道抵抗が変化したときには必ずしも1回換気量が変わるとは限らないのです。PCVで一番つまずきやすいポイントです。今回のようにしっかりと痰詰まりが起こっているのに，チューブが閉塞する寸前まで気づかれないなどということもよくあります。では，何に注意して見ればよいのか説明します。

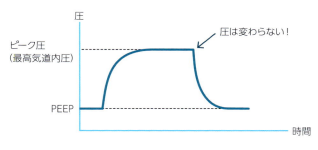

図1 ▶ PCVの気道内圧

PCVでの気道抵抗上昇の見どころ

　PCVでは気道内圧は変わりませんよね。1回換気量も必ずしも変わらないということでした。となると，残るは流量です。PCVでの見どころは流量波形なのです。1章-4 広がらない！②［PCV編］で，コンプライアンスが低下すれば流量が0に戻る時間が短くなるという話をしました。では，痰詰まりなどで気道抵抗が上昇したときはというと，逆に流量が0に戻る時間は長くなります。気道抵抗が上昇する，すなわち空気の通り道が細くなると，流れが遅くなるというのはイメージできますよね。全体的に流量が小さくなるので，長くなるだけでなく全体的に波形の高さも低くなります（図2）。これがPCVでの気道抵抗上昇の特徴です。1章-2 詰まる！①［VCV編］では呼気の流量波形だけ見ましたが，PCVではこの変化が吸気でもみられます。とはいっても，変化がそれほど派手ではないことも多いので，PCVを使うときには普段から流量波形を見る習慣をつけておくのがよいでしょう。気管支攣縮や痰詰まりが解除されて気道抵抗が下がれば，流れは速くなるので，吸気も呼気も流量が0に戻るのが早くなります。

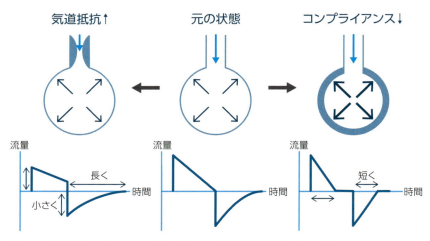

図2 ▶ 気道抵抗上昇，コンプライアンス低下での流量波形の変化

1回換気量が変わらないわけ

　PCVで気道抵抗が上昇した場合，必ずしも1回換気量が変わるとは限りません。「1回換気量は変わってないから」と油断していると，手遅れになりかねないので重要なポイントです。これはなぜなのでしょうか？

　1章-4 広がらない！② [PCV編] で，PCVでの肺の中の圧がどのように変わっていくか見ましたね。最初は一番低く，空気が入って肺が広がるにつれ圧が高くなり，最終的には気道内圧と等しくなるところで終わります。ここで気道抵抗が高くて空気の通り道が細くなった場合を考えてみましょう。流れが遅くなって空気が入り終わるまでの時間が変わります。でも，肺の広がりやすさ自体は同じなので，時間をかければ同じ圧をかけたときの最終的な肺の大きさは同じになります（図3）。

　では，これを臨床的な状況に当てはめて考えてみましょう。PCVで人工呼吸管理中に，気道分泌物や気管支攣縮などによって気道抵抗が上昇したとしま

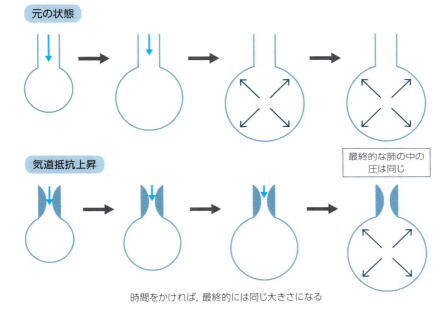

図3 ▶ 気道抵抗上昇と1回換気量

す。もし，もともと吸気時間が長めであったりすると，時間はかかっても最終的には同じだけの1回換気量が送られることになるので，1回換気量に変化はありません。なので，「PCVだから，何か起こったら1回換気量が変化するだろう」と思って悠長に構えていると，気づいたときにはかなり気道抵抗が上昇しているなどということになりかねないのです。

PCVの気道抵抗は数値化できない

VCVでは気道抵抗を数値で表すことができましたが，PCVではどうでしょうか？ VCVで気道抵抗を計算できるのは，流量が一定である矩形波を使う

ときなのでしたね。VCVでも漸減波では流量が変化するので，単純には計算できません。PCVでの流量は，1章-4 広がらない！② [PCV編] で見たように始めが速くて後からゆっくりになり一定ではないので，やはり計算はできないことになります。数値で見ることはできないので，流量波形の変化を見つけるのは重要なのです。

> **まとめ**
> - PCVでは，気道抵抗が上昇しても1回換気量が減少するとは限らない
> - PCVでは，流量波形の変化から気道抵抗の変化を見つける

1章 各モードのしくみとトラブル

6 合ってない！[患者−人工呼吸器非同調]

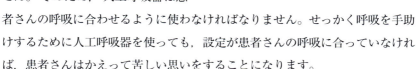

　人工呼吸器を装着したからといって，患者さんは呼吸をするのを完全に止めてしまうわけではありません。そのため，人工呼吸器は患者さんの呼吸に合わせるように使わなければなりません。せっかく呼吸を手助けするために人工呼吸器を使っても，設定が患者さんの呼吸に合っていなければ，患者さんはかえって苦しい思いをすることになります。

　患者さんの呼吸と人工呼吸器の設定があっておらずうまく同調していないことを，患者−人工呼吸器非同調，あるいは簡単に非同調と呼びます。ここでは，代表的な非同調の例を説明したいと思います（表1）。

表1 ▶ モードごとの非同調の例

	VCV	PCV	PRVC	CPAP+PS
モード				○
吸気努力		○	○	○
1回換気量	○		○	
吸気流量	○			
吸気圧		○		
吸気時間		○	○	
2段呼吸	○	○	○	△
ミストリガー	○	○	○	○
オートトリガー	○	○	○	○
auto-PEEP	○	○	○	○

△：まれに起こる

1章 各モードのしくみとトラブル

7 モードが合ってない！①

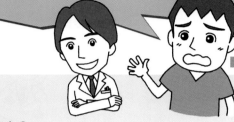

> 😨 大変です！
>
> 🙂 はい，どうしました？
>
> 😨 鎮静のためにプロポフォールを投与したのですが，患者さんが無呼吸になってアラームが鳴っています。
>
> 🙂 ということは，モードはCPAP＋PSなんですね。
>
> 😨 そうです。
>
> 🙂 患者さんの意識状態はどうですか？
>
> 😨 プロポフォールを使った後は眠っていて，反応がありません。
>
> 🙂 では，本当の無呼吸と考えてよさそうですね。
>
>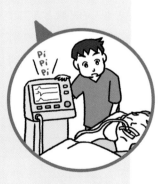
>
> 😨 無呼吸に「本物」や「偽物」があるんですか？
>
> 🙂 無呼吸じゃないのに，無呼吸に見えることもあるんですよ。とりあえず，今回は患者さんの呼吸が戻るまでモードをA/Cにしましょうか。

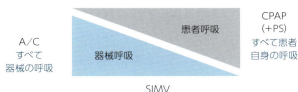

図1 ▶ 代表的なモードと特徴

モード

　人工呼吸器のモードというと，なんだかよくわからないアルファベットの略語が多くて混乱のもとになっているようなところもあります．人工呼吸器のメーカーによって，同じものに違う名前がついていたりするのもわかりにくさに拍車をかけています．ここでは，代表的なモードであるA/C，CPAP，SIMVについて説明します（図1）．

補助/調節換気モード（A/C）

　ここまでで紹介したVCVやPCVというのは，器械できっちりと決められた呼吸です．VCVでは1回換気量（と吸気流量）が，PCVでは吸気圧（と吸気時間）が毎呼吸できっちり同じになります．呼吸回数を15回/分に設定すれば，患者さんが呼吸をしていなくても15回/分は保証されます．患者さんが15回/分を超えて，たとえば20回/分呼吸していれば，余分な5回/分ぶんも含めてすべてがきっちり同じ呼吸になります．このように毎呼吸，器械で決められた呼吸が送られるような人工呼吸器モードのことを，A/C（人工呼吸器の機種によってはCMV）と呼びます．人工呼吸器は好き勝手に吸気を送るわけではなく，患者さんが呼吸しているときにはそれに合わせて空気を送ります．

　A/Cでは，毎回決まった呼吸が送られるので，器械による手助けが大きく（適

1章-7 モードが合ってない！①　57

切に設定されていれば），最も患者さんの呼吸負荷が小さくなります．なので，重症患者の呼吸管理に向いたモードだと言えます．また，呼吸回数も設定することができるので，鎮静や筋弛緩，神経疾患などによって，患者さん自身の呼吸回数が安定しないときにも有用です．

持続的気道内陽圧（CPAP）

A/Cでは毎呼吸が器械で決められた呼吸であったのに対して，CPAPは患者さんが自分で呼吸を行います．呼吸回数も患者さん自身のものです．とは言え，まったく何も補助しないのは負荷が大きいので，毎呼吸にpressure support (PS) を加えることができます．これは，患者さんが自分で吸気努力をしている間だけ設定した圧をかけるというもので，たとえばPS 10cmH$_2$Oと設定すれば，患者さんが息を吸おうと努力している間だけ10cmH$_2$Oの圧がかかります．

CPAP（＋PS）は，患者さんが自分で呼吸をコントロールすることができるので，ある程度呼吸が安定している患者さんには適切なモードです．しかし，呼吸回数や吸気努力が安定していなかったり，重症疾患のために呼吸負荷があまりに大きいような場合には向きませんので，前述のA/Cを使います．

同期式間欠的強制換気（SIMV）

器械できっちり決められた呼吸と，患者さん自身による呼吸の両方を使うようなモードもあり，SIMV（synchronized intermittent mandatory ventilation）と呼びます．SIMVでは，設定した回数まではA/Cで，それ以上はCPAPになります．

たとえば，SIMVで呼吸回数を15回/分に設定した場合を考えます．患者さんが20回/分で呼吸していたとすると，15回/分に関しては器械がきっちり呼吸を送るA/Cになり，残りの5回/分については患者さんが自分で呼吸するCPAPになります．前述したCPAP同様に，患者さん自身の呼吸にはPSを加

えることができます．A/Cでもそうでしたが，「同期式」とあるように人工呼吸器は好き勝手なタイミングで吸気を送るわけではなく，患者さんの吸気努力があるときにはそれに合わせて空気を送ります．

　SIMVが登場した当初は，このモードを使うことで人工呼吸器と患者さんでいい塩梅に呼吸負荷をわけあうことができて，導入から離脱までいい感じに使えると考えられました．しかし，実際のところ，導入では呼吸回数を適切に設定しなければ患者さんの呼吸負荷はあまり軽減されず，また離脱では人工呼吸器離脱までの時間が余計にかかることがわかっており，明確なメリットはありません．使っていない方はあえて使う必要はないでしょう．

> **まとめ**
> - A/Cでは，毎回決まった呼吸が送られる
> - CPAPでは，患者さんが呼吸をコントロールする
> - SIMVは，決まった回数はA/C，それ以上はCPAP（＋PS）として機能する

無呼吸

　A/CやSIMVと異なり，CPAP（＋PS）では呼吸回数を設定しないので，患者さんの呼吸努力がなければ人工呼吸器は空気を送りません．なので，今回のように鎮痛や鎮静で呼吸を抑制してしまうと，無呼吸になってしまうことがあります．呼吸努力がないことは，患者さんの胸が動いていないことからわかりますし，大抵の場合，意識がないはずです．患者さんが自分で呼吸をしていないのに，呼吸回数を保証しない人工呼吸器モードを使うのは不適切ですよね．なので，これはモードによる非同調の一例です．患者さんの呼吸がなくても人工呼吸器が空気を送るA/Cにモードを変更します（図2）．

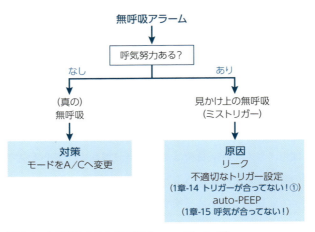

図2 ▶ 無呼吸でのトラブルシューティング

見かけ上の無呼吸とは

　患者さんがある一定時間（20〜30秒）吸気努力をしなければ，人工呼吸器は「無呼吸」だと判断します。呼吸中枢が抑制されると無呼吸になることがあるのは，前述した通りです。

　時に，このような「真の」無呼吸とは異なり，実際には呼吸努力をしているにもかかわらず，人工呼吸器が気づかない「見かけ上の」無呼吸が起こることがあります。これをミストリガーと呼びます。詳しくは1章-14 トリガーが合ってない！①［すべてのモード］でご説明します。

まとめ

- CPAPでは無呼吸になることがある→A/Cに変更する
- 実際には呼吸をしていても，見かけ上無呼吸になることがある（ミストリガー）

1章 各モードのしくみとトラブル

8 | モードが合ってない！②

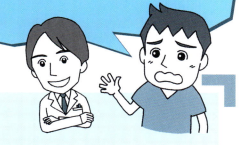

 大変です！

 どうしました？

 急性膵炎と呼吸不全で人工呼吸管理している患者さんなのですが，鎮痛のためにフェンタニルを投与した後から1回換気量が下がって，アラームが鳴っています。

 モードは何ですか？

 CPAP＋PSです。

 だとすると，フェンタニルで吸気努力が低下したのかもしれませんね。

 どうすればよいですか？

 いったん，モードをA/Cに変更しましょうか。

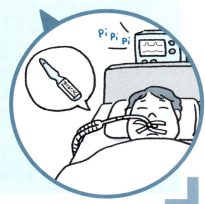

PSのしくみ

　PS（pressure support）というのは，患者さんが自分で吸気努力をしているという前提で，吸気努力をしている間だけ決まった圧をかけます。たとえば，PSを10cmH$_2$Oと設定すると，患者さんが息を吸おうとしている間だけ人工呼吸器が10cmH$_2$Oの圧をかけて呼吸を補助します。患者さん自身の吸気努力と，人工呼吸器によるPSとが合わさって，肺へ空気が送られるわけです。そのため，同じPSの設定であっても，患者さんの吸気努力が大きければ1回換気量は大きくなりますが，逆に患者さん自身の吸気努力があまり強くなかったり，吸気時間が短かったりすると，十分な1回換気量が送られないことになります。

吸気努力が弱いと1回換気量低下

　CPAP＋PSで人工呼吸管理中に呼吸抑制のある鎮痛・鎮静薬を投与すると，吸気努力が弱くなって1回換気量が低下することがあります。呼吸回数を設定できないので，1章-7 モードが合ってない！①で述べたように呼吸回数が低くなる心配もあります。吸気努力が弱くなる原因として，ほかには呼吸筋疲労や神経筋疾患などもあります。

　このように，CPAPは患者さんの呼吸に依存するモードなので，患者さんの吸気努力が不安定な場合には，状態が安定するまでA/Cにするのが安全です。

> **まとめ**
> - PSは，患者さんが吸気努力をしている間だけ設定の圧をかける
> - 患者さんの吸気努力が不安定な場合には，PSは使えない

1章 各モードのしくみとトラブル

9 │ 1回換気量が合ってない！[VCV]

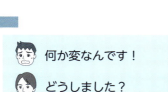

👦 何か変なんです！

👨‍⚕️ どうしました？

👦 肺炎で人工呼吸管理をしている男性の患者さんなのですが，気道内圧が高くなっています。

👨‍⚕️ どんな設定ですか？

👦 VCVで1回換気量800mL，呼吸回数20回/分，PEEP 8cmH₂O，FIO₂ 50％です。

👨‍⚕️ この方の身長はいくつですか？

👦 170cmで，体重が100kgです。体重当たり8mL/kgと考えて，1回換気量を設定しました。

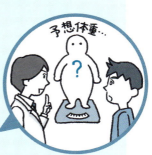

👨‍⚕️ 1回換気量が大きすぎるようですね。**予想体重**を計算すると66kgになるので，1回換気量は400～500mLくらいに設定しなおしましょう。

👦 予想体重ですか？　わかりました。とりあえず，変更します。

1回換気量による非同調

VCVでは1回換気量を設定します。その代わり，気道内圧がどれくらいになるかは患者さんの肺しだいなのでしたね（p38「PCVとは」）。PCVとは反対なのでした。今回の症例では，体重100kgの大柄な患者さんということで，1回換気量を800mLに設定したようですが，これでは気道内圧が高くなってしまいました。なぜでしょうか？

1回換気量の設定

1回換気量は原則として6〜8mL/kgに設定します。ここで，注意するのは**予想体重**を使うというところです。予想体重は**性別**によって次のように**身長**から計算します。

男性：50 + 0.91 × {身長(cm) − 152.4}
女性：45.5 + 0.91 × {身長(cm) − 152.4}

この式を使うと，身長170cmの男性であれば，予想体重は約66kgになります。6〜8mL/kgとすると，1回換気量は400〜530mLです。元の設定の800mLというのは，予想体重でいうと12mL/kgという非常に大きいものだったのです。

なぜ，このような面倒な計算をしてまで予想体重から計算するかというと，肺の大きさというのは実際の体重ではなく身長で決まるからなのです。同じ身長のまま，痩せたり太ったりしても肺の大きさは変わりませんよね（図1）？　1回換気量の設定においてこれは非常に重要な点で，実体重を使うと，今回のように特に肥満の患者さんで，大きすぎる1回換気量を使ってしまう（それによって肺傷害のリスクが高くなる）ことになります。

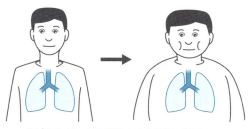

体が大きくなっても肺の大きさは変わらない

図1 ▶ 体型と肺の大きさ

1回換気量が大きいときのグラフィック

　1回換気量の設定に予想体重を使って，6〜8mL/kgにすればこのような問題は避けられます．これで問題解決です．はい，次！　と言ってしまうと身もふたもないので，1回換気量が大きすぎるときに起こりがちなグラフィック変化をお示しします．大きな1回換気量を肺に送ると，肺がパンパンになって膨らみにくくなるのを反映して，吸気終末に向けて圧が急激に上昇することがあります（図2）．　本書ではあまり扱わない圧−換気量曲線では，典型的な「beaking（トリのくちばし）」と呼ばれる波形になります（図3）．とはいえ，これらがみられなければ1回換気量が大きすぎることはない，というわけではないので，やはり6〜8mL/kgの原則は守るようにして下さい．

まとめ

- 1回換気量は予想体重を使って設定する
- 1回換気量が大きすぎると肺傷害のリスクが高くなる

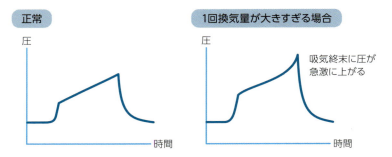

図2 ▶ VCVで1回換気量が大きすぎる場合の圧波形

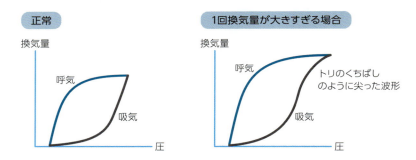

図3 ▶ VCVで1回換気量が大きすぎる場合の圧-換気量曲線

1章 各モードのしくみとトラブル

10 フローが合ってない！[VCV]

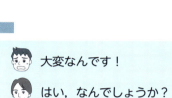

- 大変なんです！
- はい，なんでしょうか？
- VCVで人工呼吸している肺炎の患者さんなのですが，なんだか苦しそうで，一生懸命呼吸しています。
- 設定がうまく合ってないようですね。
- 1回換気量の設定は適切なはずなのですが。
- **吸気流量**の設定はどうですか？
- 吸気流量ですか？ 注意して見ていませんでした。っていうか，そういう設定があるのですか？？
- VCVでは1回換気量だけでなく，吸気流量を設定しないといけないのです。これがうまく合っていないと患者さんにとっては苦しい呼吸になります。
- そうなんですね。これからは気をつけるようにします。とりあえず，今はまず患者さんを診てもらえますか？

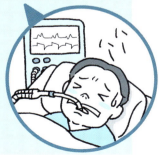

わかりました。それでは，患者さんを診て，設定を調節してみましょうか。

吸気流量とは

VCVでは1回換気量だけでなく，1回換気量がどれくらいの勢いで入っていくのかを調節する設定として，吸気流量（フロー）があります。

人工呼吸器を使っていない患者さんの酸素療法では，「酸素5L／分」などとしますよね。この5L／分というのが何かというと，酸素が1分当たりに5L流れているという意味なのです。とはいえ，患者さんは1分間に5Lだけ吸っているわけではなく，残りは周りの空気から吸います。

吸気流量による非同調

VCVで人工呼吸をするときも同様に吸気流量を設定します。気管挿管をしていない患者さんの酸素療法とは違うのは，患者さんは人工呼吸器からしか息を吸わないので，吸気流量が患者さんの呼吸に合っていなければ，苦しい呼吸になります。

術後などで特に肺が悪いわけでなければ，患者さんはゆっくりした呼吸をするのに対して，肺炎などによる急性呼吸不全があれば患者さんはもっと速く息を吸いますよね。このような患者さんの呼吸パターンの違いに合わせるための設定が吸気流量です。VCVでは，吸気流量が合っていないために患者さんが苦しい思いをしていることがよくあるので，注意して見るようにして下さい。

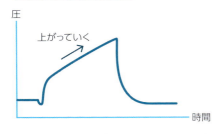
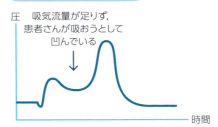

図1 ▶ 吸気流量が足りない場合の圧波形

吸気流量の調節

　吸気流量が合っていないことはどのようにすればわかるのでしょうか？　まず見た目では，人工呼吸器をつけているのに患者さんが一生懸命呼吸をしていて苦しそう，というのがあります。吸いたいのに空気が送られてこなければ苦しいですよね。人工呼吸器グラフィックでは，<u>吸気での圧波形</u>を見ます。本来であれば吸気終末に向けて圧が上がっていくはずなのに，途中で凹んでいれば，吸気流量が足りていなくて患者さんが頑張って吸おうとしていることを示します（図1）。

> 圧波形の凹み
> ↓
> 吸気流量が足りない

です。このような波形を見たら，吸気流量を増やして患者さんの呼吸に合うようにします。人工呼吸器を立ち上げたときのデフォルト設定のままでは，吸気流量が低くなっていることが多いので気をつけて下さい。一般に，急性呼吸不全では<u>60L/分程度</u>の流量が必要なことが多いです。このあたりから始めて，患者さんの呼吸に合わせて設定を調節すればよいでしょう。

> **まとめ**
> - VCVでは1回換気量と吸気流量を設定する
> - 吸気流量が合っていなければ苦しい呼吸になる
> - 圧波形が吸気途中で凹んでいたら，吸気流量の設定を上げる

PCVは吸気流量を設定しない

　PCVでは流量が足りなくなることはないのでしょうか？　PCVでは流量は設定しません．患者さんの肺の状態によって変わるのです（図2）．気道抵抗が高くなって，空気が通りにくくなると流量はゆっくりになりますし，気道抵抗が下がれば速くなります．これを利用したのがPCVでの気道抵抗上昇の見つけ方なのでした（1章-5 詰まる！②［PCV編］）．

　このように，PCVでは吸気流量を設定しないので，吸気流量による非同調は起こりません．ただし，代わりに吸気時間を設定するので，患者さんが吸いたい吸気時間と設定が合っていなければ非同調が起こることがあります（1章-12 吸気時間が合ってない！［PCV］）．

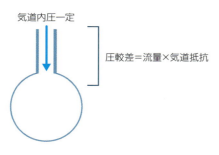

図2 ▶ PCVでの吸気流量

1章　各モードのしくみとトラブル

11 吸気圧が合ってない！[PCV]

- 大変です！
- いつも大変ですね。お疲れさまです。今回はどうしました？
- 1回換気量が小さいのです。モードはPCVです。
- どういう状況ですか？
- 重症ARDSの患者さんの状態が良くないので，鎮静を深くして筋弛緩を開始したのですが，そうすると急に1回換気量が下がってしまいました。

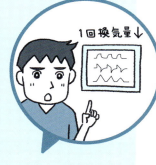

- では，吸気圧の設定を上げなければなりませんね。
- でも，気胸や痰詰まりを起こしていることをまず考えた方がよいのでは？
- その可能性もないわけではないですが，今回は状況から考えて，吸気努力がなくなったのが原因のようです。

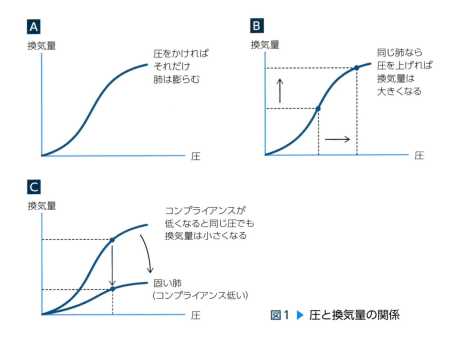

図1 ▶ 圧と換気量の関係

1回換気量と吸気圧の関係

　PCVでの吸気圧はどのように設定していますか？　VCVとは異なり，PCVでは圧を設定しますが，だからといって換気量を考えないわけではありません。VCVのときに，予想体重に基づいて1回換気量を設定したのと同様に，**PCVを使うときにもまず1回換気量の目標を立てます**。ここではまず，圧と換気量の関係を考えてみることにしましょう。

　肺というのは風船のようなものなので，圧をかければそれだけ膨らみます。これをグラフにすると**図1A**のようになります。肺の膨らみやすさは人によって，また病態によって異なりますので，曲線の傾きは人それぞれです。同じ肺であれば，圧を高くすればそれだけ肺は膨らみます（**図1B**）。肺が固くなる（コ

ンプライアンスが低下する）と，曲線の傾きは緩やかになり，肺が固いほど同じ圧をかけたときの膨らみは小さくなります（図1C）。

PCVでの吸気圧の設定方法

　身長170cmの男性患者の場合を考えてみましょう。1章-9 1回換気量が合ってない！[VCV]で見たように，予想体重は66kgで，適切な1回換気量は体重当たり6〜8mL/kgの400〜530mLとなります。ここまではVCVのときと同じですね。PCVを使うときには，1回換気量が400〜530mLになるように吸気圧を調節します。圧を高くすれば高くするほど肺へ送られる空気の量は増えるので，1回換気量は大きくなります（図1B）。そこで，圧を調節してちょうどよい1回換気量になるようにするわけです。PCVでは必ずしも1回換気量が毎呼吸で同じにならず，患者さんの吸気努力によって1回換気量にある程度のばらつきが出ますので，何回かの呼吸を続けて観察して調節するのがよいでしょう。

吸気圧による非同調

　吸気圧の設定が低すぎるとどうなるでしょうか？　1回換気量が小さくなって，本来400mLの空気を送りたいのに，たとえば200mLしか送らないなどということが起こります。意識がある患者さんだと，小さすぎる1回換気量はおそらく苦しくて不快ですよね。そのため，呼吸回数が増えたりと見るからに苦しそうな呼吸になります。筋弛緩をしていたりして，まったく自分では呼吸しない患者さんの場合だと，換気が減るので$PaCO_2$が上昇します。

　逆に，吸気圧が高すぎるとどうでしょうか？　1回換気量を400mLにしたいのに，たとえば800mLの空気を送ったりすると，これも患者さんにとっては不快な呼吸になりますし，肺傷害のリスクも高くなります。VCVで1回換気量を大きくしすぎた場合と同じですね。

> **まとめ**
> - PCVでも1回換気量を意識する(予想体重当たり6〜8mL/kg)
> - 吸気圧を上げれば1回換気量は大きくなり，吸気圧を下げれば1回換気量は小さくなる

PCVでの吸気

　PCVで肺へ空気が送られるしくみについては前に見ましたね(1章-4 広がらない！② [PCV編])。たとえば，肺の中に15cmH$_2$Oの圧をかければ，毎呼吸で15cmH$_2$Oの圧で肺を広げるのでした。前回は簡単に肺の周りの圧が0cmH$_2$Oだと想定して話しましたが，そうでない場合はどうでしょうか？ 肺の周りには胸腔と呼ばれるスペースがあります。この中の圧が変化することでも1回換気量に影響が出ます。ここでは，PCVでの吸気努力と1回換気量の関係について考えてみます。

吸気努力による1回換気量への影響

　人工呼吸器を装着したからといって，患者さんは呼吸を止めてしまうわけではありません。患者さんが自分で息を吸おうと吸気努力をすると，胸腔内は陰圧になります。たとえば，吸気努力によって吸気終末の胸腔内圧が−10cmH$_2$Oだった場合を考えてみましょう。人工呼吸器による吸気圧の設定が15cmH$_2$Oだったとすると，肺は，

$$15-(-10)=25\text{cmH}_2\text{O}$$

の圧で広がることになります(図2)。見た目よりも大きな圧で肺が広げられていることになります。ちなみに，このような肺を広げる圧のことを，**経肺圧**

吸気努力あり	吸気努力なし	吸気圧を調節
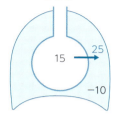	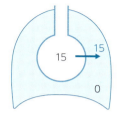	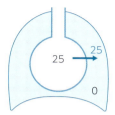
肺の中の圧（15cmH₂O）と胸腔内圧（−10cmH₂O）の差で肺が広がる	吸気努力による胸腔内の陰圧がなくなると，肺を広げる圧は低下し，1回換気量は小さくなる	同じ1回換気量に保つためには，吸気圧を25cmH₂Oに上げる

図2 ▶ 吸気努力による1回換気量への影響

(transpulmonary pressure) と呼びます。

ここで，この患者さんに深い鎮静や筋弛緩をかけたりして，吸気努力がなくなったとします。吸気努力による胸腔内の陰圧がなくなるので，肺を広げる圧は，

$$15 - 0 = 15\,\text{cmH}_2\text{O}$$

に下がってしまいます。肺を広げる圧が低くなるのですから，1回換気量は低下しますよね。このように，吸気努力の大小はPCVでの1回換気量に影響します。吸気努力が減少して1回換気量が低下した場合，設定をそのままにしていると，患者さんの呼吸と人工呼吸器による補助が「合ってない」ことになるので，人工呼吸器の吸気圧設定を上げます。

このような胸腔内圧の変化を見るのに食道内圧モニターを使うことがありますが（図3），必ずしもすべての症例に使うわけではありませんし，胸腔内圧は胸腔内での場所によっても変わる（肺尖部vs肺底部，重力のかからない腹側vs重力のかかる背側）ため，食道内圧がどれほど全体の指標として使えるのか今のところまだよくわかっていません。食道内圧を使っていない場合，吸気努

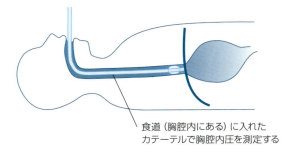

食道（胸腔内にある）に入れた
カテーテルで胸腔内圧を測定する

図3 ▶ 食道内圧モニター

力が低下すると同じ圧をかけても1回換気量が小さくなるので，人工呼吸器上ではコンプライアンス低下と似たように見えます。

PCVとPSとの違い

PSとの違いですが，PSは患者さんが吸気努力をしているときだけ圧をかけるのに対して，PCVでは設定した吸気時間は圧をかけます。ですから，吸気努力が完全になくなったとしても，CPAP＋PSのときのように1回換気量が0になるということはなく，呼吸努力のない患者さんにも使用できます。

まとめ
- PCVでは，吸気努力が減少すると1回換気量が低下する
- PCVでは，PSとは異なり吸気努力がなくても1回換気量が0になることはない

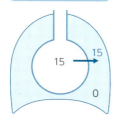
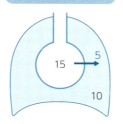

肺を広げる圧が低くなるので
1回換気量は小さくなる

図4 ▶ 胸腔内圧の1回換気量への影響

胸腔内圧が高い場合

さきほどは吸気努力によって胸腔内圧が低下している場合を考えましたが，胸腔内圧が高い場合も考えてみましょう。胸腔内圧が高いというのは，外から胸壁が押されている場合なので，重度の肥満であったり，腹腔内圧が高くなっていたりすることが原因になります。

吸気圧15cmH$_2$Oで人工呼吸をしている場合を考えてみます。胸腔内圧を0cmH$_2$Oとすれば，肺を広げる圧は，

$$15 - 0 = 15 \text{cmH}_2\text{O}$$

となります。ここで，たとえば腹部コンパートメント症候群によって横隔膜が押し上げられて，胸腔内圧が＋10cmH$_2$Oになったとします。そうすると，同じ15cmH$_2$Oの圧をかけても肺を広げる圧は，

$$15 - 10 = 5 \text{cmH}_2\text{O}$$

となるので，1回換気量は低下します（図4）。胸腔内圧が高くなるほかの原因

1章-11 吸気圧が合ってない！[PCV]

としては，肥満や，胸部の全周性熱傷，大量の腹水などがあります。

　同じ吸気圧をかけても1回換気量が小さくなるので，人工呼吸器上ではコンプライアンス低下と似たように見えます。この場合も，吸気努力が減少したときと同じく，1回換気量を保つためには吸気圧の設定を高くしなければなりません。

> **まとめ**
> - PCVでは，胸腔内圧が上昇すると1回換気量が低下する

人工呼吸器アラームとは

アラーム＝便利なお知らせ機能

　これまでに何度かお話ししましたが，VCVでは量を設定して，PCVでは圧を設定します。量と圧を同時に決めてしまうような贅沢な（？）人工呼吸器モードはありません。量を決めると圧は患者さんの呼吸状態によって変化し，逆に圧を決めると量は患者さんの呼吸状態によって変化します。患者さんに何か変化があったときにすぐに気づけるよう，人工呼吸器が知らせてくれると便利ですよね。このお知らせ機能の役割を果たすのがアラームです。

人工呼吸器アラームの使い方

　アラームの使い方を考えてみましょう。VCVのように1回換気量を設定するような人工呼吸器モードでは，患者さんに何か起こると基本的に気道内圧が変化します。そこで，気道内圧をモニターします（**表1**）。人工呼吸器にはそのためのアラームがついていて，気道内圧上限アラームといいます。VCVを使うときには，気道内圧上限アラームを設定しておいて，何か変化があったときにすぐに気づけるようにすればよいのです。一般に，気道内圧上限ア

表1 ▶ モードごとのアラーム設定

	VCV	PCV
	1回換気量を設定する ↓ 気道内圧をモニターする	吸気圧を設定する ↓ 1回換気量をモニターする
アラーム設定	ピーク圧＋5〜10cmH₂O	上限　1回換気量＋50% 下限　1回換気量－50%

ラームは，患者さんのピーク圧の5〜10cmH$_2$O上に設定します。

　PCVのときはどうでしょうか？ PCVでは圧を設定するのですから1回換気量のアラームで変化を見張るのがよさそうですね。1回換気量が大きすぎたり小さすぎたりしないよう，1回換気量上限アラームと1回換気量下限アラームを設定します。こうすれば，変化があったときに人工呼吸器が知らせてくれるのです。PCVでの1回換気量アラームは，現時点での患者さんの1回換気量の50%上と50%下くらいに設定します。

積極的にアラームを活用する

　アラームというと，「人工呼吸器のアラームが鳴って一晩中眠れなかった！」のように，なんとなく受け身に考えがちですが，見たいものに焦点を絞って積極的に使うのが望ましいです。人工呼吸器を立ち上げたときのデフォルト設定のままで使ったり，あるいは鳴らないように幅を広く設定したりすることはオススメしません。

> **まとめ**
> - 人工呼吸器アラームは，呼吸状態の変化を見つけるために積極的に使う
> - 人工呼吸器アラームは，設定していない項目に焦点を絞る

1章-11 吸気圧が合ってない！[PCV]

1章 各モードのしくみとトラブル

12 吸気時間が合ってない！[PCV]

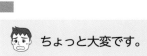

🙁 ちょっと大変です。

🙂 ええっと，大変なのかそうでないのかわかりにくい大変さですが，どうしました？

🙁 PCVで人工呼吸管理している患者さんなのですが，吸気の終わりに気道内圧が上がるのです（図1）。PCVだと圧は一定になるはずなのですよね。

🙂 確かにPCVでは気道内圧は一定になりますが，吸気の終わりで圧が上がっているのなら，吸気時間の設定が合っていないのかもしれませんね。

🙁 吸気時間ですか？ あまり気にして見ていませんでした。

🙂 長すぎると，患者さんが息を吸い終わっても圧がかかってくることになって，苦しいのです。無理に吐こうとするので圧が上がります。

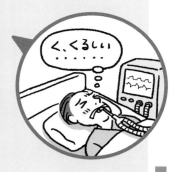

🙁 そうなんですね！ では，吸気時間の設定を変えてみることにします。

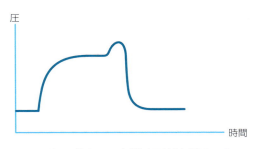

図1 ▶ 吸気の終わりに気道内圧が上がる…？

吸気時間による非同調

　VCVでは吸気流量を適切に設定しなければ，患者さんの呼吸と合わず，非同調の原因になるのでした。PCVでは吸気流量は設定しませんが，その代わりに吸気時間を設定します。吸気時間が長すぎても短すぎても非同調の原因になります。

吸気時間が長すぎる場合

　人工呼吸器による吸気時間設定が長すぎる場合を考えてみましょう。患者さんにとっては，息を吸い終わって吐こうとしているのにまだ人工呼吸器からの圧が加わることになります。苦しそうですよね？　ここで患者さんが無理に息を吐こうとすると，今回のように吸気終末で圧が上昇することがあります。このとき患者さんは息を吐いていて，空気は患者→人工呼吸器へと流れるので，流量波形は下向きになっています（図2）。吸気時間を短くして圧波形の上昇がなくなることを確認します。

吸気時間が短すぎる場合

　逆に，吸気時間設定が短ければどうでしょうか？　この場合は，患者さんが

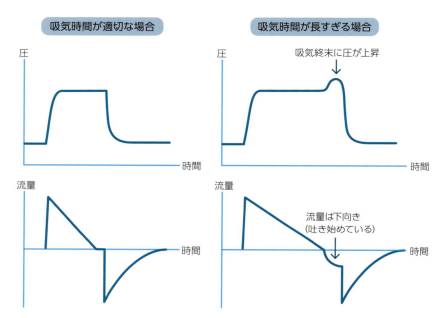

図2 ▶ PCVでの吸気時間が長すぎる場合の波形

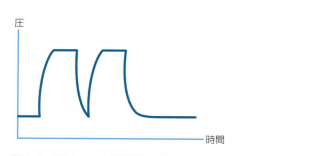

図3 ▶ PCVでの2段呼吸の圧波形

もっと息を吸いたいのに，人工呼吸器は圧をかけるのをやめてしまいます．これもしんどいですね．吸気時間が終わった後にも患者さんが息を吸おうとしていれば，続けて吸気が起こる2段呼吸（1章-13 吸気が2段に！）になることも

あります（図3）．こんなときには，吸気時間を長くして患者さんの呼吸努力に合うように設定します．

- PCVでは，吸気時間が長すぎても短すぎても非同調の原因になる

1章 各モードのしくみとトラブル

13 | 吸気が2段に！

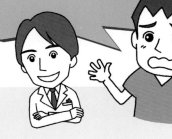

😟 先生，ちょっと診ていただけますか？

🙂 どうしました？

😟 ARDSの患者さんなのですが，あまり呼吸が楽そうではないのです．2回続けて息を吸っているように見えます（図1）。

🙂 人工呼吸器のモードは何ですか？

😟 VCVです．ARDSなので1回換気量を予想体重当たり6mL/kgにしています．

🙂 患者さんの呼吸と設定がうまく合っていないようですね．

😟 どうしたらいいでしょうか？

🙂 いくつか対策はあるのですが，ちょっと難しい問題でもあります．まずは患者さんを診てみましょう．

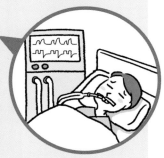

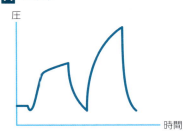

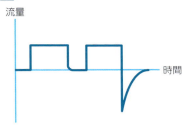

図1 ▶ VCVでの2段呼吸の波形

2段呼吸

　これまで見てきたように，吸気に関してはVCVでは1回換気量と吸気流量，PCVでは吸気圧と吸気時間を設定します。この設定がうまく合っていないときに，患者さんが息を吐かずに2回続けて息を吸うことがあります。これを2段呼吸といいます。2段になっているのは吸気です。なぜこのようなことが起こるのでしょうか？

VCVでの2段呼吸

　VCVでは1回換気量を設定します。すなわち，毎回の吸気で決まった量の空気が人工呼吸器に送られるわけです。患者さんの吸気努力が強くもっと吸おう

とすると，人工呼吸器で設定した1回換気量が送られた後も吸気を続けることがあります。この場合，人工呼吸器は続けて次の吸気を送ってしまい，患者さんには2回分の1回換気量が送られることになります。いくら肺を保護しようと1回換気量を6mL/kgにしていても，患者さんが2回続けて吸ってしまえば12mL/kgにしたのと同じなので，肺に良くなさそうですね。

　対策としては，1回換気量の設定が小さければ増やすことができます。ただし，あまり大きな1回換気量の設定にしてしまうと肺傷害が起こるので，8mL/kgは超えないようにします。それでも2段呼吸になってしまう場合はどうでしょうか？　ここが難しいところなのですが，重症ARDSのように重度の肺疾患があって，まだしばらくは人工呼吸器が必要と考えられる場合には，鎮静を深くしたり，場合によっては筋弛緩薬を使ったりして1回換気量を制限します。患者さんの呼吸状態が良くなってきているのであれば，CPAP＋PSにしてしまうこともあります。

PCVでの2段呼吸

　PCVでは1回換気量を設定しませんが，2段呼吸になることがあります。それは，吸気時間の設定が短い場合です。VCVでは吸気流量を設定するのに対して，PCVでは吸気時間を人工呼吸器で設定するのでしたね（1章-12　吸気時間が合ってない！[PCV]）。患者さんが吸いたい時間よりも人工呼吸器の吸気時間設定が短ければ，やはり患者さんは2回続けて息を吸うことになります。対策としては，吸気時間の設定を長くします。

まとめ

- VCVの1回換気量，PCVの吸気時間が合っていないと，2段呼吸になることがある

PSでの2段呼吸

PSでは患者さんが吸気努力をしている間だけ圧がかかるので(1章-7 モードが合ってない！①)，一般的には2段呼吸になることはないのですが，肺疾患によってはごくまれに起こることがあります。

PSでの吸気の終わりとは

まず，PSのしくみから見てみます。PSでは，人工呼吸器は患者さんの吸気の終わりをどのように判定しているのでしょうか？ これがtermination criteriaというしくみです。いきなり難しそうな用語が出てきましたがビックリしないで下さい。"termination"，すなわち，(吸気)終わりの"criteria"基準ということで，人工呼吸器が吸気の終わりを判定するしくみなのです。PCVでは，吸気流量が最初は大きくてだんだん小さくなる漸減波だったのは覚えていますか(1章-4 広がらない！② [PCV編])？ PSでも一定の圧をかけるので同じようになります。PSでは，この吸気流量の変化から吸気の終わりを読み取っています。最初の一番大きい流量を100％として，そこから「何％まで下がったら吸気のおしまいと判定する」というような基準にしているのです。一般には，これは25％になっています(図2)。

PSで2段呼吸になるのは

大抵の場合はこれで問題ないのですが，これだと吸気が短すぎて2段呼吸が起こることがあります。肺線維症のような間質性肺疾患やARDSのように肺のコンプライアンスが低下しているときです。コンプライアンスが低下すると息を吸うのにかかる時間が短くなるのでしたね(1章-4 広がらない！② [PCV編])。このために，患者さんにとっては息を吸い足りない状況になるので，2段呼吸が起こるのです。対策としては，termination criteriaを10〜15％くらいに下げて吸気が長くなるようにします(図3)。こうすると2段呼吸が解決します。

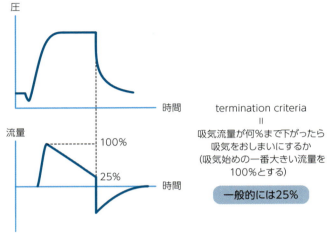

図2 ▶ termination criteria

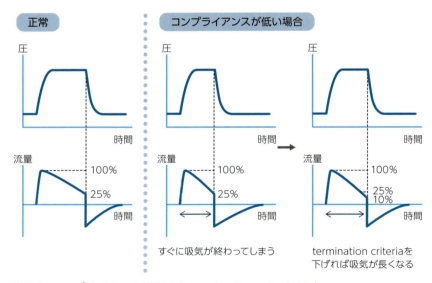

図3 ▶ コンプライアンス低下でのtermination criteria設定

PSで吸気が長くなりすぎる場合

　PSでの2段呼吸の話は以上の通りですが，PSでは逆に吸気が長過ぎになることもあります。この場合，患者さんは息を吸い終わってもう吐きたいのに，人工呼吸器はまだ吸気を送ってくることになります。患者さんの呼吸を観察すると，腹筋を使って一生懸命息を吐いているのがわかります。これは主にCOPDで起こります。COPDで気道抵抗が上昇していると，最初の一番大きな吸気流量があまり大きくなく，その後もなかなか下がらないというパターンになるので，吸気が長くなってしまうのです。対策としては，先ほどとは逆にtermination criteriaを30〜40％に上げて吸気が短くなるようにします（図4）。

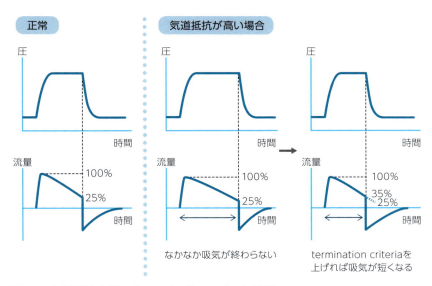

図4 ▶ 気道抵抗上昇でのtermination criteria設定

まとめ
- PSでもまれに2段呼吸になることがある

1章 各モードのしくみとトラブル

14 トリガーが合ってない！① [すべてのモード]

 大変なんだと思います！

 えーと，どうしたのでしょうか？

 患者さんの呼吸音を聴診しようとしたときに気づいたのですが，患者さんが息を吸おうとして胸は動いているのに，人工呼吸器が空気を送ってないようなのです。空気を送る音もしないし，グラフィックで吸気の波形も出ません。

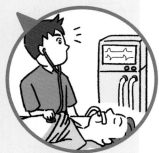

おっ，鋭い観察ですね。トリガー感度の設定が適切ではないのかもしれません。

トリガー感度ですか？ あまり気にして見たことがなかったのですが。

細かく調節する必要がないので，普段はあまりいじらない設定なのです。患者さんのところへ行って見てみましょうか。

トリガーとは

トリガー＝呼吸を感知する機能

　モードのところで，人工呼吸器は患者さんの呼吸に合わせて空気を送るという話をしました。それでは，人工呼吸器は患者さんの呼吸をどのように感知しているのでしょうか？　患者さんが呼吸しているのがわかるから，それに合わせて呼吸を送っているのですよね。人工呼吸器が患者さんの呼吸を感知するしくみをトリガーと呼びます。しくみを見てみましょう。

トリガーのしくみ

　患者さんが自分で息を吸い始めると（陰圧呼吸），人工呼吸器回路内の圧，すなわち気道内圧は下がります。人工呼吸器は気道内圧が下がったのをみて，患者さんが息を吸い始めるのを知ることができます。圧を見て判断しているので，この方法を圧トリガーといいます（図1）。

　もうひとつの方法に，空気の流れを見るものがあります。人工呼吸器は回路の中に決まった流量で空気を流しています。患者さんが息を吸い始めると，空気が人工呼吸器回路から患者さんのほうへと流れて，人工呼吸器に戻ってくる流量が減ります。このように流量から患者さんの吸気を判断するのを，フロートリガーといいます（図1）。フロー（flow）とは流れのことです。

　一般にトリガー感度は，圧トリガーでは1〜2cmH$_2$O程度，フロートリガーでは2〜3L/分程度に設定します。気道内圧が1〜2cmH$_2$O下がったり，患者さんへ2〜3L/分の空気の流れが生じると人工呼吸器は，「患者さんが息を吸い始めている」と判断するわけです。トリガー感度は最初に適切に設定してあれば，その後に調節が必要になることはまずありません。

　一昔前には，「フロートリガーのほうが感度が良い」などと言いましたが，最近の人工呼吸器は性能が良いので，どちらを使ってもあまり差はありません。

1章-14　トリガーが合ってない！① [すべてのモード]

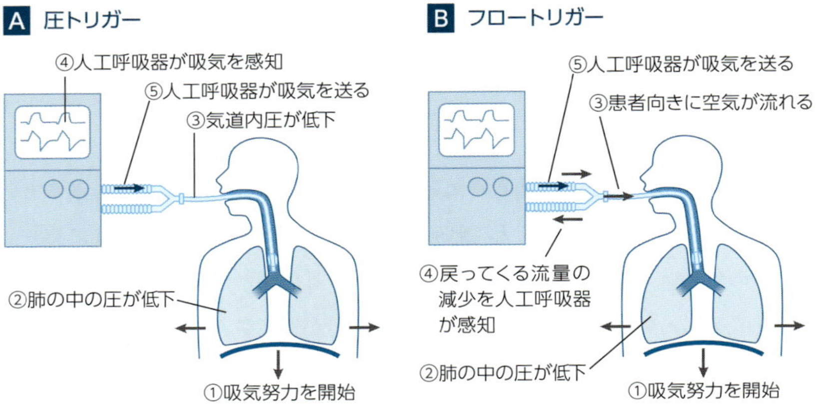

A 圧トリガー
- ④人工呼吸器が吸気を感知
- ⑤人工呼吸器が吸気を送る
- ③気道内圧が低下
- ②肺の中の圧が低下
- ①吸気努力を開始

B フロートリガー
- ⑤人工呼吸器が吸気を送る
- ③患者向きに空気が流れる
- ④戻ってくる流量の減少を人工呼吸器が感知
- ②肺の中の圧が低下
- ①吸気努力を開始

図1 ▶ 圧トリガーとフロートリガーのしくみ

ミストリガーとは

　患者さんは息をしようと努力をしているのだけど，人工呼吸器がそれに気づかないことをミストリガー（missed trigger）と呼びます．人工呼吸器と回路，気管チューブと患者さんは，閉鎖した回路でつながっているので，患者さんが息を吸おうとすればそれが人工呼吸器に伝わるはずですが，トリガー感度が不適切に高い（感度が鈍い）ときや，患者さんの吸気努力が非常に小さい場合に起こります．

　ミストリガーの原因として，もっと頻度が高くて重要なものにauto-PEEPがあるのですが，これについては1章-15 呼気が合ってない！［すべてのモード］で説明します．

まとめ

- 患者の吸気努力を感知する設定がトリガー感度
- トリガー感度は，1〜2cmH$_2$O（圧トリガー），2〜3L/分（フロートリガー）程度に設定する
- トリガー感度が不適切に高いとミストリガーの原因になる
- auto-PEEPはミストリガーの原因になる（後述）

1章 各モードのしくみとトラブル

15 呼気が合ってない！[すべてのモード]

- 大変です！
- どうしました？
- COPDで人工呼吸管理中の患者さんなのですが，患者さんは息を吸おうとして胸が動いているのに，人工呼吸器は空気を送っていないのです。
- この間と似ていますね。
- と思って，今回はトリガー感度も確認してみたのですが，設定は問題ないようです。
- **auto-PEEP**があるのかもしれませんね。まずは患者さんを診てみましょうか。

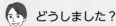

auto-PEEPとは

　トリガー感度が適切に設定されていなければ，患者さんの吸気努力を人工呼吸器が感知せず，ミストリガーの原因になることは**1章-14 トリガーが合ってない！①[すべてのモード]**で説明しました．しかし，トリガー感度が適切であるにもかかわらず，ミストリガーが起こることがあります．それは**auto-PEEP**が存在するときです．これは主に，COPDや喘息といった閉塞性肺疾患で起こります．閉塞性肺疾患への人工呼吸管理での勘所でもありますので，auto-PEEPによってミストリガーが起こるしくみを順に見てみます．

呼気のしくみ

　普段の呼吸（陰圧呼吸）でも，人工呼吸器による呼吸（陽圧呼吸）であっても，呼気は肺が縮むにしたがって**受動的**に行われるのでした．なので，息の吐きやすさは肺の縮みやすさ（エラスタンス）と気道の通りにくさ（気道抵抗）によって決まります．エラスタンスとはコンプライアンスの逆なので，結局のところ，**呼気はコンプライアンスと気道抵抗で決まる**と言えます（図1）．コンプライアンスが高い（肺が膨らみやすくて，縮みにくい）ほど，気道抵抗が高い（気道が通りにくい）ほど，息は吐きにくくなり，息を吐くのに時間がかかるようになります（p48「時定数（time constant）とは」）．

auto-PEEPが起こるしくみ

　COPDや喘息などで気道抵抗が上昇すると，息を吐き出しにくくなります．完全に息を吐き出す前に呼気が終わってしまって，肺の中に余分な空気が残っていることを**空気とらえこみ（air trapping）**といいます．肺の中に空気が「とらえ」られているのです．本来，息を吐ききったあとの肺の中の圧は，大気圧

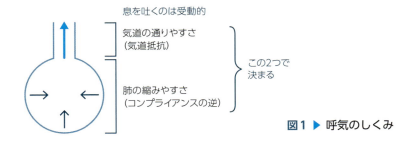

図1 ▶ 呼気のしくみ

と等しくなる（人工呼吸器を使っている場合にはPEEPと等しくなる）のですが，余分な空気があって肺が完全に縮みきっていない状態では，肺の中の圧は大気圧（人工呼吸ではPEEP）よりも高い状態のままになります（図2）。このように，呼気終末に肺にかかっている余分な圧のことをauto-PEEPと呼び，人工呼吸でかけるPEEPとは区別します。

auto-PEEPの弊害

　auto-PEEPがあるとどのような問題が起こるのでしょうか。息を完全に吐ききれなければ肺は過膨張の状態になり，肺傷害のリスクになります。また，胸腔内圧が上昇して，心臓への静脈還流が減ることから，低血圧になることがあります。このように，auto-PEEPは呼吸だけでなく循環にも影響します。呼吸に関してはもうひとつ問題があり，ミストリガーが起こりやすくなります（図3）。

> **まとめ**
> - 呼気は受動的に起こる
> - 閉塞性肺疾患では，auto-PEEPとair trappingが起こりやすくなる
> - auto-PEEPは肺傷害，低血圧，ミストリガーの原因になる

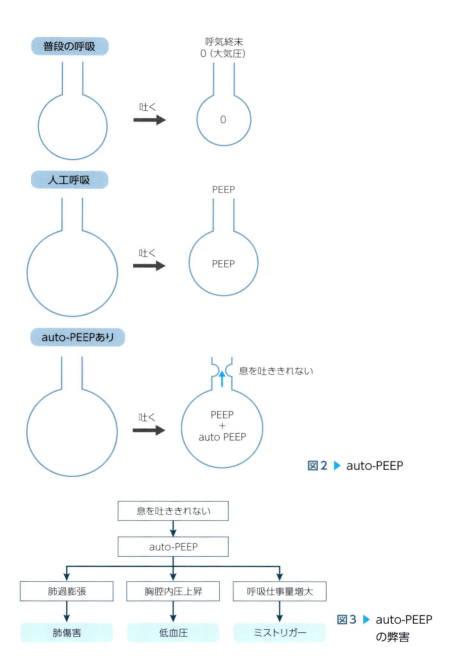

図2 ▶ auto-PEEP

図3 ▶ auto-PEEPの弊害

1章-15 呼気が合ってない！[すべてのモード]

auto-PEEPによるミストリガー

　トリガー感度が不適切に高い場合，ミストリガーが起こることは既にお話ししましたが，auto-PEEPがあるとなぜミストリガーが起こりやすくなるのでしょうか？

▎ミストリガーが起こるしくみ

　話をわかりやすくするために，人工呼吸器によるPEEPを0cmH$_2$Oとします。このしくみが理解できたら，全体にPEEP分の圧（たとえば5cmH$_2$O）を足してもらえれば，PEEPがかかっている状況でも同じ話が成り立ちます。

　閉塞性肺疾患のために息が吐ききれず，仮に7cmH$_2$Oのauto-PEEPがあったとします。本来，息を吐き終えたときには肺の中の圧は0cmH$_2$Oになるはずなのに，7cmH$_2$Oになっているわけです。人工呼吸器のトリガー感度を2cmH$_2$Oにしたとします。気道内圧が2cmH$_2$Oだけ低下して−2cmH$_2$Oになれば，人工呼吸器は患者さんが息を吸おうとしていることを感知することになります。しかし，auto-PEEPがあって，もともとの肺の中の圧が7cmH$_2$Oあると，患者さんは，

$$7cmH_2O \rightarrow -2cmH_2O$$

の9cmH$_2$O分の努力をしなければ，人工呼吸器に吸気努力を気づいてもらえません（図4）。2cmH$_2$Oだけ下げればいいのと比べると，auto-PEEPの分だけ強く息を吸わなければならないのです。

▎トリガー感度を変えても解決しない

　このように，auto-PEEPがあると患者さんにとっては負荷になります。auto-PEEP＋トリガー感度の分だけ圧を下げられなければ，人工呼吸器は患者さんの呼吸に気づかないことになり，**ミストリガー**が起こります。auto-PEEPが

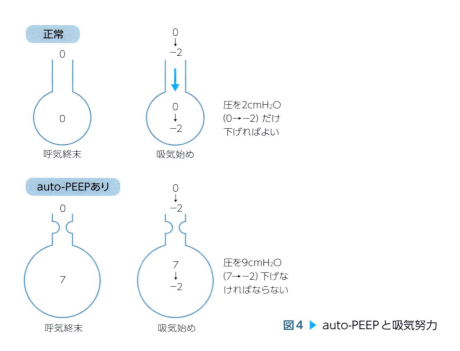

図4 ▶ auto-PEEPと吸気努力

存在することが原因なので，トリガー感度の設定を変更するだけでは解決しません。また，肺の中の圧を気道内圧よりも下げなければ空気が流れないのは同じなので，フロートリガーにしても解決しません。

auto-PEEPの見つけかた

auto-PEEPがあることはどのように見つけられるでしょうか？ そもそも息を吐ききれていないので，呼気の流量波形が0に戻っていないのが特徴です（図5）。気道抵抗が上昇しているときには，呼気流量が小さくなって呼気時間が長くなったのを覚えていますか（1章-2 詰まる！① [VCV編]）？ 閉塞性肺疾患があるときには，その特徴も同時にみられます。

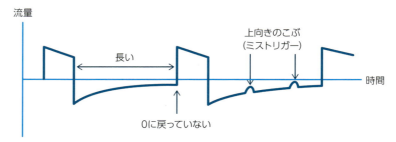

図5 ▶ auto-PEEPの見つけ方

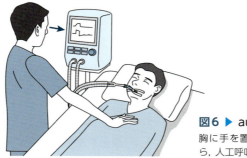

図6 ▶ auto-PEEPの観察
胸に手を置いて患者の吸気を触診しながら，人工呼吸器グラフィックを観察する。

　auto-PEEPのためにミストリガーがある場合，呼気波形の途中でこぶ状に上向きの波形が出ることがあります。これは，患者さんが息を吸おうと努力することによって起こります。また，今回の症例のように，患者さんは息を吸おうとして胸が動いている（身体所見からわかる）のに，人工呼吸器は空気を送っていない（人工呼吸器グラフィックからわかる）のを観察するのも有効です（図6）。

auto-PEEPの測定方法

正常の呼気では

　人工呼吸器を使えばauto-PEEPを測定することもできます。

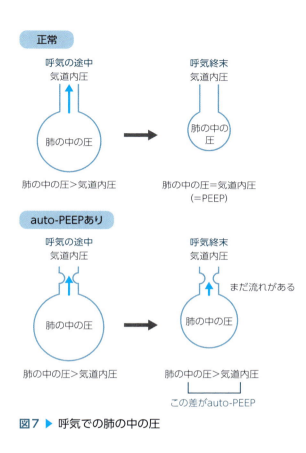

図7 ▶ 呼気での肺の中の圧

 まずは,正常の場合の圧を考えてみます.空気は圧が高い方から低い方へと流れるのでしたよね.呼気の途中では,

> 肺→人工呼吸器回路

へと空気が流れているので,肺の中のほうが人工呼吸器回路よりも圧が高いことになります(図7).なので,吸気のときとは逆に,呼気の最中に人工呼吸器に表示されている気道内圧は,肺の中の圧よりも低いのです.肺の中の圧と気

道内圧が等しくなるところで空気の流れは止まって、呼気が終わりになります。このときの肺の中の圧は、呼気終末の気道内圧（PEEP）と等しくなっているので、auto-PEEPはありません。

auto-PEEPがある場合は

次に、auto-PEEPがある状況を考えてみます。auto-PEEPがあるということは、呼気終末でもまだ肺から人工呼吸器へ空気が流れており、肺の中の圧は気道内圧と等しくなっていません（図7）。それでは、肺の中の圧を調べるにはどうすればよいですか？　空気の流れを止めるのですね。ちょうどプラトー圧を測るのに、吸気の最後で空気の流れをいったん止めたのと同じです。吸気の最後で空気の流れを止めるのを吸気ポーズと言いましたが、呼気の最後で空気の流れを止める操作は呼気ポーズと呼びます。呼気ポーズをすると気道内圧と肺の中の圧が等しくなるので、呼気終末にauto-PEEPがどれくらいあるのかを測定することができるのです（図8）。

auto-PEEPへの対処方法

auto-PEEPはほとんどの場合、閉塞性肺疾患によって起こります。ですから、気管支拡張薬やステロイドといった原疾患への治療が最も重要です。

人工呼吸器の設定はどのようにするのがよいでしょうか？　人工呼吸器は圧をかけて吸気を送る器械で、呼気は直接手助けできません。ですから、人工呼吸器設定では、息を吐ききれるよう呼気時間を長くして、間接的に手助けします（図9）。呼気時間を長くするためには、呼吸回数を少なく、1回換気量を小さくします。そのほかに、VCVでは吸気流量を大きく、PCVでは吸気時間を短くすることでも呼気時間は長くなります。

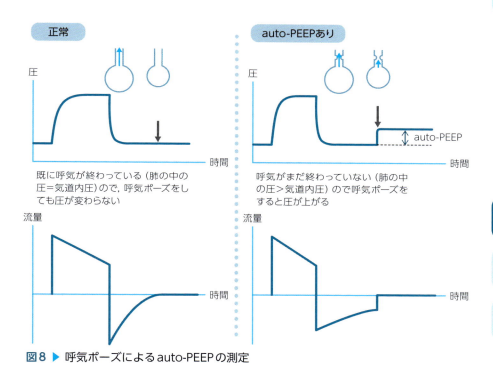

図8 ▶ 呼気ポーズによるauto-PEEPの測定

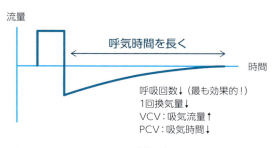

図9 ▶ auto-PEEPへの対処法

> **まとめ**
> - auto-PEEPがあるとミストリガーが起こりやすくなる
> - auto-PEEPは呼気の流量波形から見つけられる
> - auto-PEEPは呼気ポーズで測定することができる
> - auto-PEEPがあるときには閉塞性肺疾患の治療を行う
> - auto-PEEPがあるときの人工呼吸器設定は，呼吸回数を少なく（一番大事！），1回換気量を小さく（6〜8mL/kg），吸気流量を大きく（VCV），吸気時間を短く（PCV）する

auto-PEEPによる変化

　auto-PEEPは呼気で起こる現象なので，どのモードでもみられます。一方で，auto-PEEPによる吸気に対する影響はモードによって異なり，**VCVとPCVでは異なった変化が起こります**。ここでは，それぞれどのような変化が起こるか考えてみたいと思います。

VCVの場合

　VCVでauto-PEEPが起こった場合を考えてみます。息を吐ききれていないのに決まった量の吸気が送られて，また息を吐ききれていないのに次の決まった量の吸気が送られて……と想像してみて下さい。何が起こると思いますか？　肺がパンパンになりそうですね。VCVでauto-PEEPが起こると**肺が過膨張**します。肺が本来よりも大きくなっているということは，肺の中の圧も高くなっていそうですね。なので，**気道内圧が高く**なります（図10）。

PCVの場合

　PCVの場合だとどうでしょうか？　息を吐ききれないのだから，PCVでも

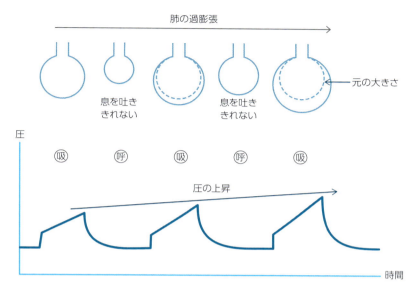

図10 ▶ VCVでのauto-PEEPによる変化

過膨張して気道内圧が……と考えがちですが，こちらは少し異なります．まず，PCVでも息を吐ききれなければ，呼気終末での肺の大きさは普段よりも大きくなって，肺の中の圧も本来よりも高くなります．ここまではVCVのときと同じです．

例を挙げてみます．PEEPを5cmH$_2$Oで，吸気圧を15cmH$_2$Oに設定していたとします．ピーク圧は5 + 15 = 20cmH$_2$Oです．正常なら，この15cmH$_2$Oの吸気圧で肺へ空気が送られます．

ここで，閉塞性疾患のためにauto-PEEPが7cmH$_2$Oあったとします．息を吐き終わったあとの肺胞に7cmH$_2$Oだけ余分な圧がかかっているので，呼気終末での肺胞内圧は12cmH$_2$Oです．auto-PEEPがある状態で次の吸気を行うとどうなるでしょう？　気道内圧は設定通り20cmH$_2$Oにまで上昇するので，

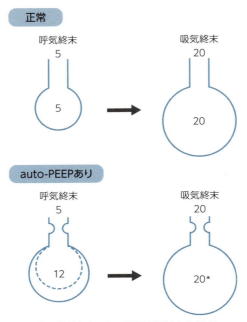

図11 ▶ PCVでのauto-PEEPによる変化
＊：吸気時間の設定しだいでは20cmH₂Oよりも低くなるので，さらに1回換気量が小さくなる（1章-4 広がらない！②［PCV編］）

肺には，

$$20 - 12 = 8\,\mathrm{cmH_2O}$$

の圧で空気が送られることになります。本来の15cmH₂Oに比べるとauto-PEEPの分だけ圧が低くなるのですね。低い圧で空気を送ることになるので**1回換気量が小さく**なります（**図11**）。このように，PCVでは吸気終末での肺の中の圧はauto-PEEPがあっても変わりません。ただし，auto-PEEPがあることに気づかずに，1回換気量が小さくなったからといって吸気圧の設定を上げ

たりすると，肺過膨張が悪化して，肺胞の中の圧も高くなります。

- VCVでは，auto-PEEPによって気道内圧が上昇する
- PCVでは，auto-PEEPによって1回換気量が減少する

1章 各モードのしくみとトラブル

16 トリガーが合ってない！② [すべてのモード]

 大変です！

 どうしました？

 開心術後に人工呼吸器を装着している患者さんなのですが，呼吸回数がものすごく多いのです！

 患者さんはしんどそうに呼吸しているのですか？

 それが，呼吸回数が多すぎてはっきりとわからないのですが，患者さん自身はそんなに一生懸命呼吸しようとしているようには見えないのです。

 それでは，**オートトリガー**が起こっているかもしれませんね。

 トリガー感度はいつものように設定しているのですが……。

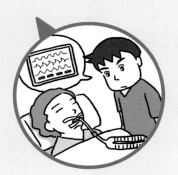

オートトリガーとは

ミストリガーは「患者さんが呼吸をしているのに，人工呼吸器がそれに気づかないこと」だったのに対して，オートトリガーはその逆で，「患者さんは呼吸をしようとしていないのに，人工呼吸器が勘違いして呼吸を送ること」を指します。息を吸おうとしていないのに勝手に空気が送られてくると，患者さんにとっては不快ですよね。

オートトリガーの原因

オートトリガーはどのように起こるのでしょうか？ 人工呼吸器が勘違いする原因としては，回路に溜まった結露や，リーク，患者さんの心拍などがあります。本来であれば，患者さんが呼吸をすることで気道内圧（圧トリガーの場合）や流量（フロートリガーの場合）が変わるので，人工呼吸器が呼吸を感知するのですが，それ以外の原因が人工呼吸器をトリガーするわけです。

結露やリークが原因であれば，それを取り除きます。心拍が原因の場合には，もちろんそれを取り除くというわけにはいきませんので，トリガー感度を上げる（感度を鈍くする）ことで対応します。

> **まとめ**
> - 患者が呼吸をしていないのに，人工呼吸器が勘違いをするのがオートトリガー（ミストリガーの反対）
> - オートトリガーがあれば原因を取り除くか，トリガー感度を高く（鈍く）する

1章-16 トリガーが合ってない！②［すべてのモード］

2章 トラブルシューティングの考え方と実践

2 章 トラブルシューティングの考え方と実践

1 | トラブルシューティング まとめ

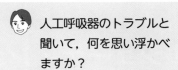

- 👨‍⚕️ 人工呼吸器のトラブルと聞いて，何を思い浮かべますか？
- 😰 アラームが鳴ります。
- 👨‍⚕️ どんな原因がありますか？
- 😰 痰が詰まるとか。
- 👨‍⚕️ ほかには？
- 😰 気胸になるとか。
- 👨‍⚕️ そんなのもありますね。それ以外は？
- 😰 気管チューブが抜けてるとか？
- 👨‍⚕️ それは緊急事態ですね。ほかは？
- 😰 うーん，そんなところでしょうか。
- 👨‍⚕️ じゃあ，トラブルの種類は割と限られてる？
- 😰 いえ，もっといろいろわからないのがたくさんあるように思います。

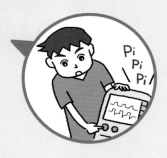
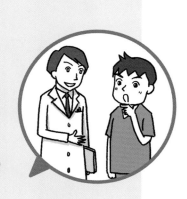

人工呼吸器のトラブルって，そんなにやたらと種類が多いわけでもないのですが，頭の中で整理してないとわかりにくいかもしれません。

そうなんです。何がなんだか，ってことがよくあります。

では，わかりやすいように分類して考えてみましょうか。

トラブルの分類

トラブルの種類

　これまで，人工呼吸管理中に遭遇する主なトラブルを個別にみてきました。ここからは，これらのトラブルに遭遇したときにすばやく対応できるように，知識の総まとめをしてみたいと思います。

　これまでみてきたように，人工呼吸器のトラブルには様々なものがあります。しかし，トラブルが起こったときに，「回路の破損かな？」「気管チューブのカフ漏れかな」「気管チューブの抜けかな？」とか，「気管支攣縮かな？」「痰詰まりかな？」や，「気胸かな？」「肺炎が悪化したかな？」，はたまた「吸気流量設定が合ってないのかな？」「吸気時間が合ってないのかな？」などと，ひとつひとつ細かく考えているとキリがありません。そこで，トラブルの種類をザックリと大まかに分類することから始めたいと思います。

トラブル4種類

　人工呼吸器のトラブルは，大きくわけるととどのつまり，「漏れる」「詰まる」「広がらない」「合ってない」の4つに集約されます。専門用語でいうと，リーク，

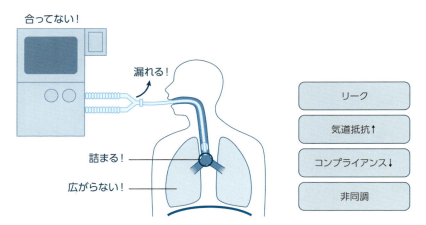

図1 ▶ 人工呼吸器のトラブル4種類

表1 ▶ トラブル4種類とその例

分類		例
漏れる	リーク	回路の外れ・破損，気管チューブカフ圧不十分，気管チューブの抜け
詰まる	気道抵抗上昇	気管支攣縮，気道分泌物，気管チューブの折れ曲がり，回路の結露，人工鼻の詰まり
広がらない	コンプライアンス低下	肺炎，肺水腫，ARDS，気胸，腹腔内圧上昇（腹部コンパートメント症候群）
合ってない	非同調	不適切な設定

気道抵抗上昇，コンプライアンス低下，非同調です（図1，表1）。「機械の故障は？」とか「配管に酸素がきてなかったら？」などと考えることがあるかもしれませんが，このような器機関係のトラブルは実のところ圧倒的に少数派なので，ここでは頻度が比較的高いものを考えるようにします。というわけで，「漏れる」「詰まる」「広がらない」「合ってない」と5回くらい繰り返して言ってみて下さい。覚えられましたか？

①漏れる＝リーク

リークというのは，回路の接続が外れていたり，回路が破損していたり，気管チューブのカフ圧が適切でなかったり，気管チューブが抜けかけていたりすることで，空気が外に漏れてしまうことです。これらの原因を見るとわかるように，起こるとけっこう緊急事態なので，さっさと見つけてテキパキと解決したいところです。

②詰まる＝気道抵抗上昇

気道抵抗上昇は，気管支攣縮や気道分泌物によって，気道に空気が通りにくくなることで起こります。気管チューブが折れ曲がっている，患者さんが気管チューブをかんでいる，人工呼吸器回路に結露が溜まっている，人工鼻に分泌物が付着しているなど，患者さんの外側に起こることもあります。1章-2 詰まる！①［VCV編］でもお話ししましたが，頻度でいうと，喘息やCOPDがなければ，気道抵抗上昇が起こる原因は圧倒的に気道分泌物です。人工呼吸管理は気道分泌物との戦いなのです。

③広がらない＝コンプライアンス低下

コンプライアンス低下は，肺が固くなって広がりにくくなることです。肺炎や肺水腫，ARDSなど肺自体が悪くなる以外にも，気胸や腹腔内圧上昇（腹部コンパートメント症候群）など肺の外の原因によっても起こることがあります。

④合ってない＝患者－人工呼吸器非同調

患者－人工呼吸器非同調（ここからは簡単に非同調と呼ぶことにします）は，患者さんの呼吸と人工呼吸器の設定が合っていないことによって起こります。患者さんの病態に応じた設定をするのが重要です。

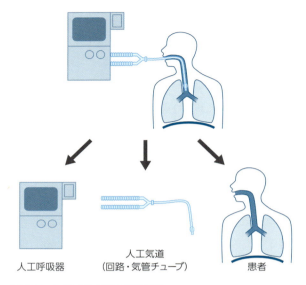

図2 ▶ トラブルが起こる場所

トラブルが起こる場所

起こる場所は3つ

　トラブルを4種類に分類したところで，それぞれのトラブルが起こる現場を考えてみましょう。人工呼吸器と患者さんは図1のように回路を介してつながっています。ここでは，人工呼吸器すなわち器械の部分と，回路・気管チューブといった人工気道の部分，そして患者の3つにわけて考えてみます（図2）。

①リークの場所

　リークが起こるのはどこでしょうか？　回路・気管チューブですね。接続が外れたり，破損したりすると，これらの空気の通り道から空気が漏れます。患者

さんから漏れることもあります。気胸に対して胸腔ドレーンが入っているときです。人工呼吸器から送られた空気が，肺から胸腔へと漏れて，胸腔ドレーンを通って出ていくので，空気が漏れているのと同じです（p10「患者からのリークとは」）。ただし，胸腔ドレーンが入っているのは明らかで，知らないということはないでしょうから，ここではトラブルには含めないことにします。ということで，リークが起こる場所は回路・気管チューブです。

②気道抵抗上昇の場所

気道抵抗上昇はどうでしょうか？　空気の通り道が細くなるというと，まず患者さん自身の気道に起こる気管支攣縮や気道分泌物が思い浮かびます。それ以外にも回路・気管チューブといった人工気道に起こることがあります。なので，気道抵抗上昇が起こる場所は患者と回路・気管チューブです。人工呼吸器を装着している患者さんでは，このように空気の通り道を人工気道まで含めて考えるのが重要です。

③コンプライアンス低下の場所

コンプライアンス低下を考えてみます。肺が広がりにくくなるトラブルですから，コンプライアンス低下が起こる場所は患者さんです。シンプルです。それ以外の場所では起こりません。

④非同調の場所

非同調はどこで起こりますか？　患者さんの呼吸努力と人工呼吸器がうまく同調していないので，患者さんとも言えますし，人工呼吸器とも言えるのですが，対処は人工呼吸器の設定を調節することなので，ここでは非同調が起こるのは人工呼吸器とします。

◎

このように，4種類のトラブルについてそれぞれの起こる場所は決まってい

表2 ▶ トラブルの起こる場所と種類

	人工呼吸器	回路・気管チューブ	患者
リーク		○	
気道抵抗↑		○	○
コンプライアンス↓			○
非同調	○		

るので，やみくもに探す必要はありません（**表2**）。気道抵抗上昇だけは起こる場所が2カ所あります。

> **まとめ**
> - トラブルの種類は4つ
> - トラブルの場所は3つ

トラブルシューティングとは

　人工呼吸管理では，回路が外れていた，気管チューブが分泌物で詰まった，肺炎からARDSになったなどの原因があって，その結果として1回換気量が減ったり，気道内圧が上昇したりという変化が起こります。たとえば，気道内圧が上昇してアラームが鳴っていても，

気道抵抗上昇
↓
気道内圧上昇

というような因果関係がわかっていれば，トラブルを解決するのは（それほど）難しくないと思います。しかし，実際には気道内圧上昇という変化が起こったことがモニターやアラームからわかっても，その原因はすぐにはわからず，

の状態です。ここから，■の中に何があるのか見つけて，その上で■の問題を解決するのが<u>トラブルシューティング</u>です。ちょっとした謎解きですね。もれなくすばやく問題を解決するには，そもそも何があったらどのような変化が起こるのかを理解しておく必要があります。「もれなく」などと言われると，あれもこれも考えないといけないような気がして気後れしてしまうかもしれませんが，心配しないで下さい。これまでに見てきたトラブルの分類と起こる場所から順番に考えていきましょう。

　人工呼吸器のモードによっても起こる変化が違ってきます。たとえばVCVで何か起これば，原則として気道内圧が変化しますが，PCVでは基本的には気道内圧は変わりません。自分が使っているモードではどのような変化が起こ

るのかは知っておかなければなりません。

まとめ
- トラブルシューティングは謎解き
- モードによってトラブルシューティングの考え方が違う（ことがある）

トラブルシューティングの方法

個々のトラブルへの対応を考える前に，一般的な対処の方法をお話ししたいと思います（**図3**）。

①まずは安全を確認

人工呼吸器のアラームが鳴ったり，患者さんの状態が良くなくてベッドサイドに駆けつけたときに，まずすることは何でしょう？　安全確認ですね。そもそも患者さんは息をしている（人工呼吸器から空気が送られている）のか，サチュレーションは保たれているのか，血圧や心拍数といったバイタルがどうなのか確認します。人工呼吸器を使っているような患者さんなら，モニターがついているでしょうから，すぐに確認できますよね。

②同時にアラームの種類を確認

安全確認と同時に，どのようなトラブルが起こっているのか人工呼吸器の画面をチラッと見ます。人工呼吸器のアラームが鳴っているときには，人工呼吸器の画面上にアラームの種類が表示されます。「気道内圧上昇」や「1回換気量低下」など，起こっているトラブルがわかるのです。

③安全が確保できなければバッグ換気

この段階で，患者さんの状態が著しく悪くて，しかも何が起こっているのかすぐにはわからない（解決できない）となれば，気管チューブをいったん人工呼吸器の回路から外してバッグ換気をすることも考慮します。バッグ換気をすれば人工呼吸器の問題（非同調）も，回路の問題（リーク，気道抵抗上昇）もいったん保留にできるので，状況判断する時間を稼ぐことができます。逆に解決しなければ，気管チューブか患者さんの問題であることがわかります。といっても，アラームが鳴れば何でもかんでもとりあえずバッグ換気しておけばよ

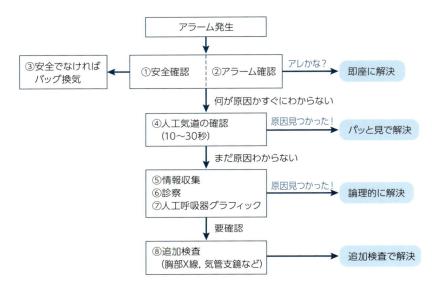

図3 ▶ 一般的なトラブルシューティングの方法

い，というわけではありません．高いPEEPを要するときなどは，人工呼吸器から外すことで急激に悪くなる危険性がありますので注意して下さい．

④人工気道を確認

この時点で，「原因はアレだろうな」という目処がついていれば，まっすぐ解決に向かっていってもらえばよいです．経験を積むにつれて，この時点で解決できることも増えてくると思います．

「なんだか原因がよくわからない」なんていうことも往々にしてあります．特に人工呼吸器に慣れないうちはそうだと思います．そのような場合には，とりあえず回路・気管チューブといった人工気道をひと通り見ます．回路・気管チューブに起こるトラブルというと，リークと気道抵抗上昇ですね（**表2**）．これらの気道の問題は緊急事態になりかねないので，接続が外れていたり，回路

が詰まっていたりというような，見るからにとんでもない問題が起こっていないか，ザッと見るようにします。

気管チューブを確認

　回路・気管チューブの確認では，まず気管チューブを見ます。これは，ザッと見てわかる部位の中でも，気管チューブのトラブル頻度のほうが高いためです。チューブの固定位置が変わっていないか確認して，カフ圧も確かめます。カフ圧を大急ぎで見るときには，手でパイロットバルーンを触って圧を確認します。この時点で見るのは主に圧が低くなっていないかです。適切なバルーン圧はおおよそ「耳たぶの固さくらい」などと言いますが，主観的であまり当てにならないので，急ぎの状況では極端に圧が下がってないかだけ調べて，疑いがあれば後からカフ圧計を用いて正確に確認します。気管チューブが抜けかけていたり，カフが漏れていたりすると，頸部や口元から空気が漏れる音が聞こえたり，患者さんが声を出していたりすることがあります（カフが適切に膨らんでいたら声は出ません！）。気管チューブが折れ曲がっていたり（空気が通りにくくなりますよね），患者さんがチューブをかんでいたりするのも見てすぐわかるでしょう。気管チューブの見える部分に分泌物が溜まっているのが見えていたり，そうでなくても「詰まり」，すなわち気道抵抗上昇のトラブルが疑われたりする場合には，気管吸引を行って閉塞がないか確認すると同時に治療します。この一連の作業が気管チューブの確認です。

回路を確認

　次に回路を見ます。回路が外れてたりして漏れていないか，結露が溜まっていないか見ます。「見る」といいましたが，漏れているときには音も手がかりになるので，「聴く」のも重要です。加湿のために人工鼻を使っている場合には，人工鼻に明らかな破損や詰まりがないかも見ます。**回路・気管チューブで探すのはリークと気道抵抗上昇**の原因なので，漏れと詰まりを意識して探すようにします。

　ここまでをザッと見るのにだいたい10秒，長くても30秒といったところで

す。ここで原因が見つかればすぐに解決します。この段階でトラブルが解決することも少なくありません。筆者自身の経験でも，急に呼吸回数が40回/分以上に上昇して，「なんだろう？」と探した結果，回路に結露が溜まっていてオートトリガーを起こしていた，なんていうことがありました。結露を取り除くとすぐに呼吸回数は低下して問題は解決しました。

⑤ 情報を収集

ここまでの整理

　ここまででまだ解決できていなければ，パッと見では解決できないような，もう少し込み入った問題であることがわかります。もう一度ここまでに見たことを整理してみましょう。

　まず，回路と気管チューブを見ましたね。回路は外から見えるのでトラブルがあれば見つけるのは比較的容易なはずです。気管チューブも見ましたが，気管チューブの患者さんの中にある部分は見えないので，気管チューブのトラブルを完全に解決できているわけではありません。気道には回路・気管チューブといった人工気道以外に患者さん自身の気道もあります（**図4**）。患者さんの気道に気道分泌物が溜まっていたり，気管攣縮が起こっていたりという可能性もまだあります。なので，ここまででザッと見たのは気道抵抗上昇の一部とリークだということになります（**図5**）。

トラブルシューティングのための情報収集

　トラブル解決のために情報収集をしてみましょう。トラブルが発生したときの状況や患者さんの状態がわかれば解決に役立ちますよね。

　「鎖骨下静脈に中心静脈カテーテルを入れた後から変化が起こりました」とか「サチュレーションと同時に血圧も下がり始めました」なんていうときはどうですか？　気胸を起こしていないか確認したくなりますよね。

　「喘息の既往があります」とか「かなりのヘビースモーカーらしいです」となると，気管支攣縮による気道抵抗上昇があるかもしれません。

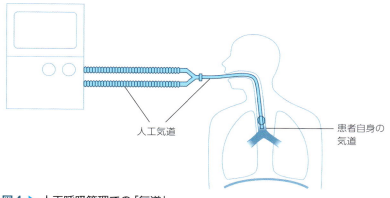

図4 ▶ 人工呼吸管理での「気道」

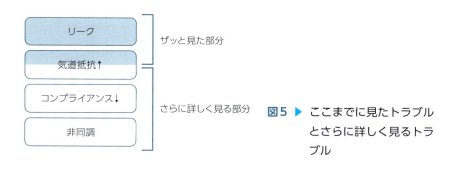

図5 ▶ ここまでに見たトラブルとさらに詳しく見るトラブル

「痰が多いんです」なんて情報があれば，気管チューブが痰で詰まってないか，吸引チューブはスムーズに入るかもう一度確認したほうがよさそうです。あるいは，吸引チューブが届かないところで，患者さんの気管・気管支に分泌物が溜まっている，なんていう可能性も考えます。

「設定を変えてからなんだか患者さんが苦しそうに呼吸しています」というときには，患者さんの呼吸と人工呼吸器の設定が合っていない非同調が起こっている可能性があります。

「体位を変えたばかりです」とか「搬送の後から状態が悪いです」という情報

があればどうでしょうか？　人工気道は一通りザッと見ましたが，回路が外れていたり，ポッキリ折れ曲がっていたり，気管チューブの位置が変わっていたり，なんてことがないかもう一度確認したいですね。

　このように，聞き込みの情報もトラブルの原因を絞るのに役立ちます。

⑥焦点を絞って診察

　診察することでさらにトラブルの原因に迫ります。ここでは漫然と診察するのではなく，これまでの情報を活かして焦点を絞って短時間で見ていきます（表3）。

視　診

　患者さんの胸の動きを見ます。一方の胸があまり動いていない，となると気胸や無気肺を考えます。動いていないのが左側なら右肺への片肺挿管になっている可能性もあります。気管の分岐の角度のため，左肺へ片肺挿管になることはまずありません（図6）。頸部の視診で頸静脈が怒張している，となると，心不全や気胸になっていたりする可能性も考えます。患者さんの呼吸努力も視診から評価できます。一生懸命息を吸っていれば胸や頸の筋肉を使っていますし，設定が合っていないなどで息を吐こうと努力していれば，腹筋を使っているのが観察できます。

触　診

　患者さんの左右の胸に手を置いて胸の動きを感じることでも，視診で見たのと同様に呼吸の左右差を確認することができます。それ以外に，前胸部または頸部の触診で雪を握ったときのような感覚（握雪感）があれば，皮下気腫に特徴的な所見なので気胸を起こしていることが強く疑われます。胸骨上切痕（胸骨のすぐ頭側にあるくぼみ）で気管を触ってみて，一側に偏位しているという所見があれば，反対側（気管が左に寄っていれば右側）の緊張性気胸を疑います。

表3 ▶ 一般的な診察所見

	視診	触診	聴診	打診	トラブルのパターン
気胸	頸静脈怒張，患側胸壁の動き低下	患側胸壁の動き低下，皮下気腫（握雪感），反対側への気管偏位	患側呼吸音の低下	鼓音	コンプライアンス低下
無気肺	患側胸壁の動き低下	患側胸壁の動き低下	患側呼吸音の低下	濁音	コンプライアンス低下（分泌物による気道抵抗上昇）
片肺挿管（通常は右側）	左側胸壁の動き低下	左側胸壁の動き低下	左側呼吸音の低下		コンプライアンス低下
気道狭窄（分泌物など）			限局性喘鳴＋呼吸音低下		気道抵抗上昇
気管支攣縮（喘息，COPD）			両側びまん性喘鳴，呼気延長		気道抵抗上昇
心不全	頸静脈怒張		両側（下側）ラ音		コンプライアンス低下
肺炎			ラ音		コンプライアンス低下
リーク（カフ圧不足，チューブ抜け）			声が出ている，口・首から空気漏れの音が聞こえる		リーク
呼気努力	腹筋を使って呼気を行っている				非同調
吸気努力	胸部・頸部の吸気筋を使っている．患者の胸が動いているのに，人工呼吸の吸気が送られていなければ，無効な吸気努力がある				非同調（auto-PEEP）

身体所見の例．必ずしもすべての所見が揃うわけではない

2章-1 トラブルシューティング まとめ

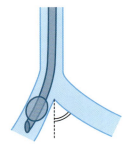

左主気管支のほうが分岐の角度が大きいので，
片側挿管だと右主気管支に入る

図6 ▶ 右主気管支挿管

聴 診

　一側の呼吸音が減弱していれば，視診・触診のときと同じく，気胸や無気肺を考えます。特に呼吸音減弱が左側であれば，気管チューブが深く入りすぎて片肺挿管になっている可能性があります。両側びまん性の喘鳴があれば喘息などによる気管支攣縮を，限局性の喘鳴があれば分泌物や腫瘍，異物などによる気道狭窄を考えます。気管支攣縮では呼気が延長するという特徴もあります。ラ音が増強していれば，肺炎や心不全といった肺疾患が悪化している可能性があります。

　聴診器を使わない聴診からも手がかりが得られます。声が出ていたり，口の中や頸部から空気が漏れるような音が聞こえたりすれば，気管チューブが抜けかけているか，カフ圧が足りないためにリークが起こっていると考えられます。

打 診

　一側肺の呼吸音が減弱しているときに，打診で鼓音になっていれば気胸，濁音になっていれば無気肺（あるいは大量胸水）を考えます。

超音波

　診断補助として超音波も有用です。最近ではベッドサイドで超音波検査を行

うことが増えてきたのでここに含めることにします。正常でみられるlung sliding が気胸では消失します。とはいえ，lung slidingの消失＝気胸というわけではなく，片肺挿管や無気肺でも起こりますので注意が必要です。肺水腫ではびまん性にB-lineが出現し，肺炎では肺が充実性の構造物のようにぎらぎら光って見えたり，超音波でのair bronchogramがみられたりします。呼吸機能に影響が出るような大量胸水は，超音波で容易に見つけられます。

⑦ 人工呼吸器からも情報収集

ここが本書の一番のキモです。人工呼吸器というと，患者さんの呼吸を手助けするための器械と考えるかもしれませんが，それだけではなく患者さんの呼吸状態を知るのにも非常に有用なのです。ここまでで説明してきたように，リークが存在すること（場所まではわかりません），気道抵抗やコンプライアンスの変化があること，非同調を起こしていることも人工呼吸器グラフィックが大きな手がかりになります。せっかく人工呼吸器を使っているのですから，ここからもしっかりと情報収集したいですね。グラフィックの見方については次頁にまとめてあります。

⑧ 追加の検査

原因がわかってきたところで，場合によっては確認のための検査が必要なことがあります。気胸が疑われるときには，緊急時を除いて胸部X線で確認します。肺炎が悪化したり，ARDSになったりしているのも胸部画像からわかります。気管や気管支の分泌物を疑うときには，気管支鏡で診断するとともに治療を行います。

> **まとめ**
> ● トラブルには決まった手順で対処する

グラフィックの見方　まとめ

人工呼吸器トラブルでは人工呼吸器のグラフィックから得られる情報が非常に重要です．人工呼吸器グラフィックで見るべきポイントは限られているので，ここまでのおさらいを兼ねて，見どころをまとめておきましょう．

全モード共通のグラフィックの見方

換気量波形

換気量波形が役立つ状況はズバリひとつで，リークがあるときだけです．リークがあるというのは，人工呼吸器から送られた空気の一部が人工呼吸器に戻ってこない状況です．このため，換気量波形を見ると，山が0に戻っていない典型的な波形になります（図7）．

呼気の流量波形

人工呼吸器は吸気を手助けする器械で，息を吐くのは人工呼吸器モードにかかわらず患者さんが自分でするのでしたね．なので，呼気を観察することで患者さんの肺の状態を評価することができます．そこで役立つのが呼気の流量波形です．

閉塞性肺疾患があったり，気道分泌物などで気道抵抗が上昇していると，呼気がゆっくりになります．呼気の流量波形を見るとそれを反映してダラダラと長い波形になります（図8）．分泌物の場合には，ギザギザした波形がみられることもあるのでした（図9）．

どの波形でも

人工呼吸器を装着した患者さんが，息を吐かずに続けて2回息を吸うことが

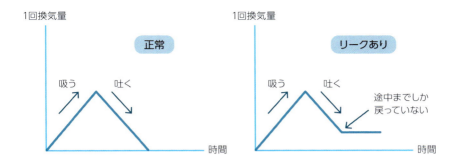

図7 ▶ リークでの換気量波形

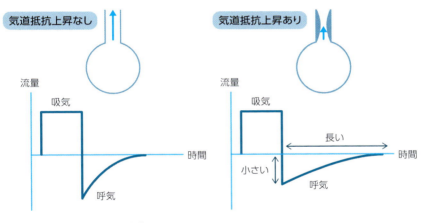

図8 ▶ 呼気流量波形の変化

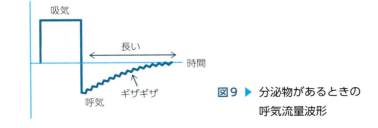

図9 ▶ 分泌物があるときの呼気流量波形

あります（図10）。このような呼吸を2段呼吸と呼びます。2段呼吸は，VCVで1回換気量の設定が小さかったり，PCVで吸気時間の設定が短かったりすることにより起こります（1章-13 吸気が2段に！）。

　肺を傷つけないようにと，1回換気量を6〜8mL/kg（ARDSでは6mL/kg）に設定しても，2回続けて吸ってしまえば倍の1回換気量になるので，肺傷害のリスクが増えます。

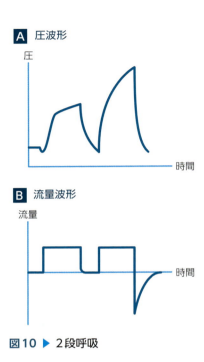

図10 ▶ 2段呼吸

VCVでのグラフィックの見方

　ここまではどのモードでも共通の見方でした。人工呼吸管理中の患者さんでは，いつも見るように習慣づけておきたい部分です。ここからは，モードごとでの見どころをまとめてみます。

　VCVでは何か起こると圧が変化するのでした。ですから，圧波形の観察は非常に重要です。圧波形の見どころをおさらいしてみましょう。

── 圧の高さ

　VCVではコンプライアンス低下や気道抵抗上昇があると必ずピーク圧（最高

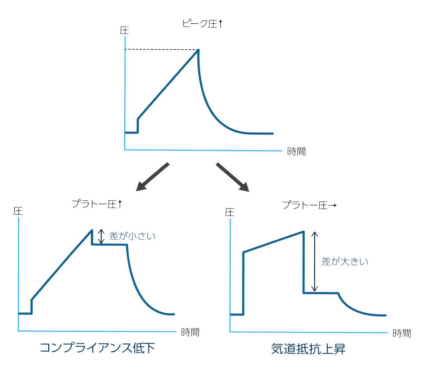

図11 ▶ プラトー圧を用いたコンプライアンス低下と気道抵抗上昇の区別（VCV）

気道内圧）が上昇するのでした。なので，

> ピーク圧上昇
> ↓
> 肺に何か起こった

がわかります。

コンプライアンス低下か気道抵抗上昇かはプラトー圧を用いて区別できます（図11）。

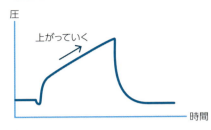 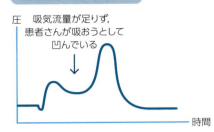

図12 ▶ VCVで吸気流量が合っていない場合の波形

圧の形（凹み）

　VCVでは，吸気の終わりに近づくにしたがって気道内圧はしだいに高くなりますので，圧波形は右肩上がりになります。圧波形が途中で凹んでいる形になっている場合，<u>吸気流量が足りていないため</u>，患者さんが一生懸命に息を吸おうとしていることがわかります（図12）。このような場合には，吸気流量の設定を上げるようにします。

PCVでのグラフィックの見方

　PCVでは毎呼吸で圧は一定なので，VCVのときと異なり圧波形から得られる情報は多くありません。では，換気量は？　というと，確かにPCVでの変化は1回換気量に出ることが多いですが，前述したリーク以外には換気量波形から読み取れる情報は少なく，また気道抵抗上昇のように必ずしも1回換気量が変化しないようなトラブルもあります。

　圧波形でもなく換気量波形でもないとすると，残りは流量波形です。PCVでは<u>流量波形</u>を活用します。VCVでは吸気流量を設定するので常に一定でしたが，PCVでは吸気は患者さんの肺しだいになります。人工呼吸管理におい

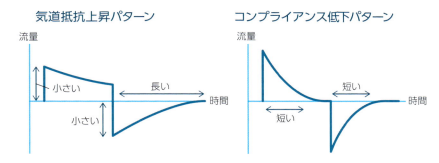

図13 ▶ 気道抵抗上昇とコンプライアンス低下での流量波形の違い

ては，設定したもの以外をモニターするというのが原則でしたね．なので，PCVでは先の呼気流量波形と合わせて，吸気・呼気の流量波形から情報を得ます．

流量再び

先ほど呼気の流量波形を見ましたが，PCVでは呼気だけでなく吸気にも同じ変化が起こります．気道抵抗上昇があれば，呼気流量は小さくダラダラ長くなるのでした．PCVでは吸気も同様に変化します．

では，コンプライアンス低下はどうかというと，逆に吸気も呼気も0に戻る時間が短くなります（図13）．PCVでの流量の変化はそれほど明らかではなく，また患者さんの吸気努力によっても修飾されるので，見つけるのが難しいこともありますが，このように対比しておくとどちらか迷ったときに役立ちます．

圧波形

PCVではあまり圧波形から得られる情報がないと言いましたが，ひとつ役立つ情報があります．PCVで吸気時間を設定するときに患者さん自身の吸気に比べて長すぎると，患者さんにとっては息を吸い終わった後も人工呼吸器か

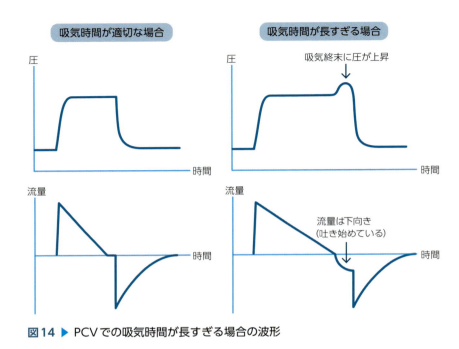

図14 ▶ PCVでの吸気時間が長すぎる場合の波形

ら圧が加わり，苦しい呼吸になります．吸気の終わりに圧上昇するような波形がみられたら（**図14**），**吸気時間が長すぎる**と考えて調節します．

吸気時間が短すぎるときに2段呼吸になることがあるのは前述した通りです．

グラフィックの見方も含めて，トラブルでの流れが大体つかめたでしょうか？ それではそれぞれのトラブルを順番に考えてみましょう．

> **まとめ**
> ● グラフィックには見どころがある（種類はあまり多くない）

2章 トラブルシューティングの考え方と実践

2 | VCVでのトラブル① 気道内圧上昇

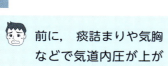

- 前に，痰詰まりや気胸などで気道内圧が上がった患者さんを見たときに，すぐに「VCVですね」とおっしゃってましたが，なぜわかったのですか？（1章-2 詰まる！① [VCV編]，1章-3 広がらない！① [VCV編]）

- VCVでは1回換気量と吸気流量を設定するので，毎回の呼吸でこれらは常に一緒になるのです。

- そうですよね。

- そうすると，患者さんに何か起こったときにどんな変化が起こるかというと……。

- 設定しているものは変わらないので，設定していない気道内圧が変わるのですね。

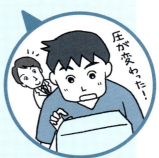

- そういうことです。**人工呼吸器では量と圧を両方とも設定することはできないので，片方を決めるともう片方は患者さんしだい**ということになります。

VCVでは量を決めるので，患者さんに何か起これば圧が変化するわけですね。

 そう考えれば，逆にVCVで気道内圧が変化したなら，何か起こったのだと考えることもできます。

 VCVでは圧の変化に要注意なのですね。

VCVでの気道内圧上昇の原因

　VCVで起こる変化といえば，何と言っても気道内圧上昇です。人工呼吸器による陽圧呼吸では，気道に陽圧をかけることで気道に空気を通して肺を広げます。吸気流量と1回換気量が一定のVCVでは，気道抵抗が上昇してもコンプライアンスが低下しても，気道内圧が上昇することになります。逆に言うと，VCVでは気道抵抗やコンプライアンスが変わると必ず気道内圧が変化するので，患者さんの状態が変わったことに気づきやすいのです。

　トラブル4種類のうち，気道抵抗とコンプライアンス以外のリークと非同調はどうでしょうか？　リークは空気が漏れることなので，気道内圧が上昇せずにかえって低下しそうです。なので，気道内圧上昇のときには考えなくてもいいですね。非同調はどうでしょう？　患者さんと人工呼吸器の呼吸が合ってなければ，気道内圧が上昇することもありそうですね。なので，VCVで気道内圧が上昇しているときには，気道抵抗上昇，コンプライアンス低下，非同調の3つを考えるようにしましょう（図1）。

　さて，それではこの3つをどのように鑑別すればよいでしょうか。トラブルシューティングの方法を見てみましょう。

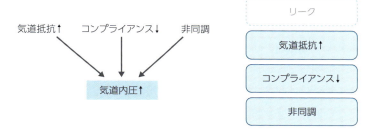

図1 ▶ VCVでの気道内圧上昇の原因

安全確認とアラームの確認

　VCVでの気道内圧上昇のトラブルシューティングを考えてみましょう（p122 図3）。VCVでは最も頻度が高く，重要な変化ですので，もれなくきっちり解決できるようになりたいところです。

　まずは患者さんの安全を確認し，それと同時に人工呼吸器画面をチラッと見てアラームの種類を見るのでしたね。この時点で，患者さんに空気が送られていないとか，チアノーゼがあったり脈が触れないなどで安全を確認できないようならバッグ換気に切り替えます。

　ここでは，とりあえず患者さんは安全で，人工呼吸器のモニターから気道内圧上限アラームが鳴っているのがわかったとします。この時点で，「原因はあれじゃないかな」という目処が立っていれば，さっさと解決してもらってよいのですが，そうでなければ次のステップに進むことにします。

人工気道の確認

　回路・気管チューブといった人工気道は外からも見えるので解決しやすいのと，気道の問題は重大なトラブルになりかねないので，ザッと一度見るのでし

た．今回探している人工気道のトラブルは<u>気道抵抗上昇</u>なので，「詰まっているんじゃないだろうか」という目で見ます．漫然と見ていても見つからないので，何を探しているのか意識するのも大事です．気管チューブのうち外からも見える部分に明らかな詰まりや折れ曲がりはないでしょうか？ 加温加湿器を使っている場合には回路に結露が溜まることがあるので，これも見ます．人工鼻を使っていれば，分泌物などで詰まることもあるので確認します．<u>詰まりの原因としては気道分泌物が最も多い</u>ので，気管チューブに吸引カテーテルを入れてみて，カテーテルが通るか（チューブが完全には閉塞していないか）を確認しつつ，吸引して分泌物があれば取り除きます．10〜30秒で見られましたか？

情報収集

「痰が多いんです」などという情報があれば，やはり気道の閉塞を考えますし，「胸部X線でも肺の状態が悪くなってきているのです」ということであれば，肺炎やARDSなどの肺疾患が悪化していることを考えます．「鎮静を減量したらアラームが鳴り始めました」であれば，人工呼吸器の設定が合っていない非同調の可能性がありますね．これらの得られた情報を駆使して鑑別を絞っていきます．

診 察

ここでは気道抵抗上昇，コンプライアンス低下を見ているので，診察もそこに焦点を合わせます（p127 表3）．

人工呼吸器グラフィック

非同調を見つける

auto-PEEP

　人工呼吸器のグラフィックやメカニクスもトラブル解決に役立つのでした．ここでは，原因のうちの非同調をまず見てみることにしましょう．特に重大なものにauto-PEEPがあります．息を吐ききれていないことで，肺が過膨張して，肺の中の圧が高くなるのでしたね．放っておくと低血圧を起こしたり肺傷害の原因になったりと非常に危険な状態です．COPDや喘息のような閉塞性肺疾患で主に起こります．見つけるポイントは何でしたか？　気道抵抗が上昇して，肺から空気がなかなか出ていかなくなっているので，呼気の流量波形が遅くなって長くなるのでした（1章-2 詰まる！① [VCV編]）．次の吸気が始まるまでに流量が0に戻っていなければ，吐ききれない空気が肺に残っていることになります．呼気ポーズをすればauto-PEEPを測定することもできるのでしたね（1章-15 呼気が合ってない！[すべてのモード]）．

2段呼吸

　もうひとつ，気道内圧が高くなりそうな非同調を見ておきましょう．2段呼吸です（1章-13 吸気が2段に！）．2段呼吸とは，息を吐かずに続けて2度息を吸うことを指します．1回換気量を，適切に予想体重当たり6mL/kgにしていても，2回続けて吸えば12mL/kgが肺に入ることになりますね．肺が過膨張して気道内圧が高くなる恐れがあります．見つけ方は比較的簡単で，2回（以上）続けて息を吸っているのをグラフィックで見つけられればOKです．

気道抵抗上昇とコンプライアンス低下を見わける

　次に気道抵抗上昇とコンプライアンス低下を見わけてみます．プラトー圧を使うのでしたね（1章-3 広がらない！① [VCV編]）．ピーク圧とプラトー圧の差が

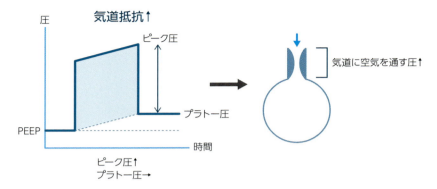

図2 ▶ 気道抵抗上昇の圧波形

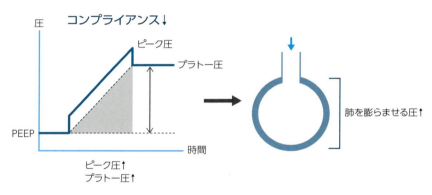

図3 ▶ コンプライアンス低下の圧波形

大きければ，気道に空気を通す圧が高くなっているので気道抵抗が高くなっているのがわかります（**図2**）。気道抵抗上昇は患者さんだけでなく，気管チューブや人工呼吸器回路といった人工気道でも起こるので，これらも含めて考えるのでしたね。

　ピーク圧と同時にプラトー圧が高くなっていて，その差があまり変わっていなければ，肺を膨らませるのに必要な圧が高くなっているのですからコンプラ

イアンスが低下していることがわかります（図3）。コンプライアンス低下は常に患者さんに起こります。コンプライアンスはどのモードでも計算できますし，VCVで吸気流量が一定になるように矩形波を使えば，気道抵抗も数値で表せるのでした。ちなみに，気道内圧上限アラームが鳴ったままの状態だと吸気ポーズ操作を行えないので，いったんアラームが鳴らないようにアラーム設定を変更してから操作を行います。

　そのほか，呼気の流量波形も役立つのでした。気道抵抗上昇があれば呼気が長くなるのでしたね（1章-2 詰まる！① [VCV編]）。コンプライアンスが低下していれば逆に呼気は短くなるので，この2つを鑑別するのに役立ちます。患者さんが頻呼吸になっていて，うまくプラトー圧を測定できないような場合でも使えるというメリットもあります（図4）。

追加の検査・治療

非同調がある場合

　原因がわかればさっそく解決します。非同調があれば，うまく同調するように人工呼吸器の設定を調節します。それぞれの調節のしかたは1章で述べました。

コンプライアンス低下がある場合

　コンプライアンス低下があるなら，肺が広がりにくくなる原因をさらに絞り込みます。情報収集や診察がここでも生きてきますね。肺炎やARDS，気胸などを見つけるのに，さらに胸部X線などの検査が必要になることがあります。ベッドサイドですぐに行える超音波も役立ちます。一側肺の呼吸音と胸壁の動きが減弱していて，皮下気腫もあって気胸が疑われるけど，サチュレーションも血圧も低くて胸部X線を待っていられない，なんていうときにはすぐに胸腔穿刺をして脱気しなければならないこともあります。

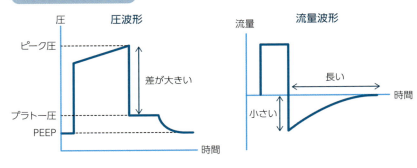

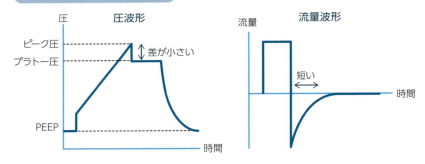

図4 ▶ 気道抵抗上昇とコンプライアンス低下の区別（VCV）

━━ 気道抵抗上昇がある場合

　気道抵抗上昇がある場合はどうでしょうか。回路や気管チューブといった人工気道をザッと見るところで，見えるところの詰まりはだいたい除外できています。喘息やCOPDの既往があれば気管支攣縮の可能性を考えて気管支拡張薬の吸入を行います。そうではない場合，気道抵抗上昇のほとんどの原因は，気道分泌物，すなわち痰です。気管チューブの見えないところにある詰まりや，それより遠位の患者さんの中での詰まりを考えます。吸引チューブが気管チューブ

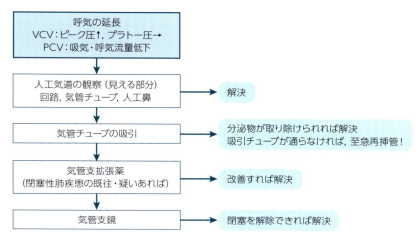

図5 ▶ 気道抵抗上昇の解決手順

を通らなければ，気管チューブが閉塞しかかっていると考えて，すぐにチューブを抜いて再挿管します．気道分泌物による詰まりは，キッチリ大きな無気肺を起こしていない限り胸部X線には映りません．診断・治療のためには気管支鏡が必要になります．気道抵抗上昇があるときには，このようにまず人工気道の見えるところを見て，気管チューブの見えない部分の詰まりを評価して，それでも解決しなければ患者さん自身の気道を評価（と同時に治療）する，という手順になります（図5）．

まとめ

- VCVでは肺に変化が起こると必ず気道内圧が変わる（VCVでのトラブルシューティングの山場！）
- VCVでの気道内圧が上昇する原因は，気道抵抗上昇，コンプライアンス低下，非同調

2章 トラブルシューティングの考え方と実践

3 | VCVでのトラブル② 気道内圧低下

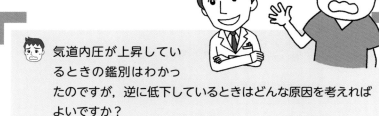

🧑‍⚕️ 気道内圧が上昇しているときの鑑別はわかったのですが，逆に低下しているときはどんな原因を考えればよいですか？

👨‍⚕️ VCVではどんなときに気道内圧が下がると思います？

🧑‍⚕️ 気道内圧が上がる原因として，気道抵抗上昇とコンプライアンス低下，非同調を考えたので，残りのリークではないでしょうか？ 漏れがあれば圧が下がるような気がします。

👨‍⚕️ 確かにそんな気もしますね。でも，回路がきっちり外れていて空気がダダ漏れになっていたりしない限り，気道内圧ってそんなに下がらないことが多いんですよ。なので，リークの判断を圧の変化だけに頼るのはオススメしません。

🧑‍⚕️ それでは圧が下がるのってどんなときですか？

👨‍⚕️ VCVでは1回換気量を設定するのはもちろんなのですが，もうひとつ大事なことがありましたよね。

146

あっ，吸気流量でしたね。うまく合ってないとなんだか苦しい呼吸になるのでした。

苦しい呼吸って，どうやって見つけたか覚えていますか？

吸気で気道内圧が上がらずに，凹んだ形になります。

その通りです。よく覚えていましたね。この凹みがあまりに大きいと，人工呼吸器は気道内圧が下がっていると判断するのです。

では，VCVで気道内圧が下がるのは，設定が合っていないときなんですね。

VCVでの気道内圧低下の原因

　気道内圧上昇がVCVでのトラブルの山場だったのに対して，気道内圧低下のほうは原因がかなり限られています。2章-1 トラブルシューティング まとめでお示しした方法通りでもよいですが，「あれかな？」とすぐに思いつくことも多いと思いますので，焦点を絞って考えてみます。

原因1：リーク

　VCVで気道内圧が低下する原因はというと，気道内圧が保てないほど盛大にリークしているか，あるいは吸気流量が足りない非同調が起こっているかのどちらかです（図1）。この場合のリークはかなりたくさん漏れているはずなので，おそらく最初の人工気道の確認で解決できるでしょう。グラフィックでもバッチリもれもれ波形が見られるはずです（図2）。こんなに漏れているのは一

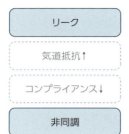

図1 ▶ VCVでの気道内圧低下の原因

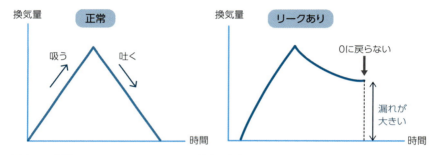

図2 ▶ 大量にリークしているときの換気量波形

大事なので，さっと見つけてすばやく解決しましょう。

原因2：吸気流量不足

　もうひとつの原因は覚えていますか？　VCVでは吸気流量なんていうのを決めて，どれくらいの勢いで息を吸うのかを人工呼吸器で調節するのでしたね。これがうまく合っていなければ非同調を起こします。特に問題になるのは，患者さんが吸いたい流量に足りていない場合でした。吸いたいのに吸えないので患者さんが頑張って，その結果気道内圧が低下するのでしたね（図3）。こちらも人工呼吸器波形から一発でわかります。

　人工呼吸器のグラフィックというのはこのようにパターン認識ですので，よ

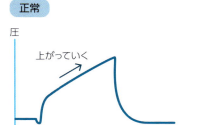 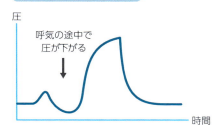

図3 ▶ 吸気流量が足りていないときの圧波形（VCV）

く見るトラブルのパターンはしっかり覚えておきます。とはいっても，そんなに心配しないで下さい。心電図を読むのに比べれば圧倒的に覚えるパターンは少ないです。吸気流量が足りていないことがわかれば，うまく合うよう1章-10 フローが合ってない！[VCV] で見たように調節します。

> **まとめ**
> - VCVで気道内圧が低下する原因は，リークと吸気流量不足（非同調）の2つ

2章 トラブルシューティングの考え方と実践

4 VCVでのトラブル③ 1回換気量低下

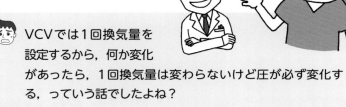

😟 VCVでは1回換気量を設定するから，何か変化があったら，1回換気量は変わらないけど圧が必ず変化する，っていう話でしたよね？

🙂 そうです。

😟 それでは，VCVだとモニターの画面で1回換気量を見る必要はないんですね。

🙂 基本的にはそれで構いませんが，1回換気量が低下することはあります。

😟 それって今までのお話とは異なりませんか？

🙂 1回換気量に2種類あったのを覚えていますか？

😟 吸気と呼気ですよね。V_{TI}とV_{TE}というんでしたよね。

🙂 そうです。人工呼吸器が「1回換気量が低下している」と判断するのは，V_{TE}のほうが下がっているときなんです。

😟 戻ってくるほうの1回換気量を見ているのですか。それだと，リークがあって空気が全部戻ってきていなければ1回換気量は減りそうです。

👨 おっ，鋭いですね。その通り，リークはVCVで1回換気量が下がる原因になります。V_{TE}ではなくV_{TI}が下がる原因があるのですが，わかりますか？

🧑 うーん，何でしょうか？ 1回換気量が保証されるのがVCVなので，人工呼吸器がサボったりしない限り起こらなさそうですが。

👨 気道内圧が高くなったときなんです。人工呼吸器では，圧が高くなりすぎないようにアラームを設定します。たとえば，気道内圧上限アラームを35cmH₂Oと設定すれば，気道内圧はそれより高くはなりません。

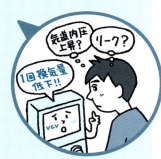

🧑 安全第一ですね。

👨 同じ1回換気量を送るのにもっと高い気道内圧が必要な場合だと，最後まで空気が送られないので，1回換気量が低下します。

🧑 どうすれば見わけられますか？

👨 気道内圧が高くなっている場合は，気道内圧上昇のアラームが必ず同時に起こっているのですぐにわかります。それに対して，リークだと気道内圧は上がりませんよね。

🧑 それだとすぐ区別がつきそうですね。

VCVでの1回換気量低下の原因

　VCVは1回換気量を一定にするモードなので，1回換気量が低下することはなさそうな気もしますが，実は例外が2つあります。

　まずひとつ目はリークです。人工呼吸器は吸気と呼気の1回換気量（それぞれV_{TI}，V_{TE}というのでした）のうち，呼気の1回換気量（V_{TE}）のほうを見張っています。なので，リークがあって1回換気量が人工呼吸器に戻ってこなければ，VCVであっても1回換気量が低下します。

　2つ目の原因は気道内圧上昇です。気道抵抗が高くなったり，コンプライアンスが低くなったりして，同じ1回換気量を肺へ送るのに必要な圧が高くなりすぎると，人工呼吸器のアラームに引っかかってしまうことがあります。圧が高くなっているときに無理矢理最後まで空気を送り込むのは危険そうですよね？　なので，人工呼吸器は設定したアラーム以上には圧が高くならないようにします。結果として，1回換気量は設定よりも低くなります。この場合はV_{TI}が低下するわけです。V_{TI}が低くなればV_{TE}も低いので，やはり1回換気量低下となります。

トラブルシューティングの方法

　まずは患者さんの安全を確認しつつアラームの種類を確認します。1回換気量低下と同時に気道内圧上昇のアラームが鳴っていれば，問題は気道内圧上昇にあることがわかります（図1）。すぐさま「気道内圧上昇」の対処を開始します（2章-2 VCVでのトラブル① 気道内圧上昇）。VCVでの一番の山場なのでしたね。すばやく対応できるようになりたいところです。

　気道内圧上昇が起こっていなければどうでしょう。この場合はリークですね。リークでは気道内圧が上昇することはなく，どちらかというと低下するはず（変化しないことが多い）なので，すぐに違いはわかります。人工呼吸器の

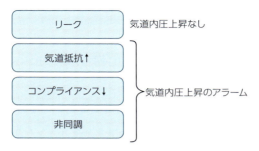

図1 ▶ VCVでの1回換気量低下の原因

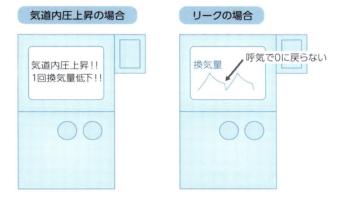

図2 ▶ VCVでの1回換気量低下のアラームとグラフィック

グラフィックでリークがあることまで確認できれば完璧です。グラフィックは換気量波形を見るのでしたね（図2）。

追加の検査・治療

　気道内圧上昇があった場合の対応は，2章-2 VCVでのトラブル①気道内圧上昇に示した通りです。

　リークが1回換気量低下の原因であった場合，人工呼吸器でわかるのはリークが存在するというところまでで，どこから漏れているかは教えてくれません。そこで，ここからはみなさんがリークを見つけて解決することになります。リークが起こると言えばどこでしたか？　回路か気管チューブですよね。気管チューブに関しては，カフ圧は適切か，固定位置は変わっていないかを確認します。カフ圧が低ければ空気を入れて解決です。固定位置がずれて浅くなってしまっている場合，チューブが抜けて既にカフが声帯よりも上にきている可能性も考えられますので，再挿管の準備をしつつ対応します。回路に関しては，接続の外れがないか，回路の破損がないかを調べます。吸気回路・呼気回路をそれぞれ目で見て，手で触れて，耳で音を聞きながら漏れている箇所を探します。

> **まとめ**
> - VCVでは原則として1回換気量は一定
> - VCVで1回換気量が低下する原因は，リークと気道内圧上昇の2つ

5 PCVでのトラブル①　1回換気量低下

2章　トラブルシューティングの考え方と実践

- VCVでは何かあったら圧が変化するということでしたが，PCVだと逆に量が変化すると考えてよいですか？

- 基本的にはそれでよいのですが，重大な例外があります。

- 何でしょうか？

- PCVで，たとえば気胸やARDSでコンプライアンスが下がったときには，1回換気量が減るというのは正しいです。

- VCVと逆のことですよね。

- なのですが，痰詰まりとか気管支攣縮で気道抵抗が上昇したときには，必ずしも1回換気量が低下するとは限らないのです。

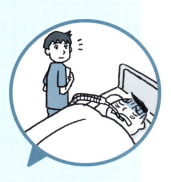

- それだと，変化があったときに気づきにくいですね。

- なので，PCVを使うときには特に気道抵抗の変化には気をつけなければいけません。1回換気量が低下して，気づいたときには気管チューブがほとんど完全に痰で詰まってたなんてことも起こるのです。

2章-5　PCVでのトラブル①　1回換気量低下

うーん，なんだか難しいですね。

PCVで一番気をつけるべき点なので，しっかり見られるようになりたいところです。

PCVでの1回換気量低下の原因

　VCVでは，気道抵抗の上昇やコンプライアンス低下があると，もれなく気道内圧が上昇するのでしたね。なので，気道内圧上昇があれば何か（悪い）変化が起こっている，というのがわかるわけです。

　では，PCVではどうかというと，**基本的には1回換気量が変化**します。4種類のトラブルはどれでも1回換気量が低下するので，鑑別が多いのです（**図1**）。しかもPCVの1回換気量は，普段から患者さんの呼吸努力でも変動していることが多いので，すぐに見つけるのは難しいこともあります。PCVでの1回換気量低下は，トラブルシューティングの要と言えるのでしっかり解決できるようになりたいところです。

安全確認とアラームの確認

　PCVで1回換気量が低下したときのトラブルシューティングを順に考えてみましょう（p122 図3）。

　いつも同じですが，まずは患者さんの安全を確認します。それと同時に，人工呼吸器の画面をチラ見してアラームの種類を見ます。この時点で，患者さんに空気が送られていないとか，チアノーゼになっているとか，脈が触れないとかで安全を確認できないようならバッグ換気に切り替えます。

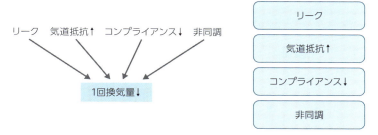

図1 ▶ PCVでの1回換気量下限アラームの原因

　ここでは，患者さんは安全で，人工呼吸器のモニターから1回換気量下限アラームが鳴っているのがわかったとします。この時点で「リークがあるんじゃないかな」とか「auto-PEEPがあるんじゃないかな」とかの目処が立っていれば，焦点を絞って検索してさっさと解決します。慣れてくればそのように解決できることが増えると思います。そうでなければ手順通り次のステップに進むことにします。

人工気道の確認

　まずは回路・気管チューブといった人工気道をザッと見ます。今回の原因にはリークも気道抵抗上昇もあるので，漏れも詰まりも両方探します。漏れといえば，回路が外れていたり，破損していたり，気管チューブのカフが十分に膨らんでいなかったり，気管チューブが抜けかけていたりといったことが原因になるのでしたね。詰まりのほうはといえば，回路の結露や折れ曲がり，気管チューブの見えるところの痰詰まり，気管チューブの折れ曲がりといった原因があるのでした。気管チューブの見えない部分が閉塞していないか，吸引カテーテルを入れて確認すると同時に，吸引して分泌物を取り除きます。ここまでの一連の確認を10〜30秒で行います。

情報収集

「搬送されてきたばかりです」とか，「気管チューブの固定位置が浅くなっているようです」などという情報があれば，チューブが抜けかけていることによるリークを考えます。「痰が多いんです」という情報があれば，チューブや気道の詰まりによる気道抵抗上昇がないか考えます。「ガス交換が悪くなってきていて，胸部画像も悪化してます」とか「鎖骨下静脈に中心静脈カテーテルを入れたところです」という話なら，肺疾患または気胸によるコンプライアンスの低下を考えます。「閉塞性肺疾患の既往があるんです」となれば，auto-PEEP を考えますよね。このように，患者さんに関する情報はトラブル解決に非常に役立ちますので，活用します。

診 察

今回は，リーク，非同調，気道抵抗上昇，コンプライアンス低下のすべてに可能性があるので，身体所見でもp127 表3に挙げたすべてを見る必要があります。

人工呼吸器グラフィック

── リークを見つける

まずわかりやすいところでリークがないかどうか探してみましょう。人工呼吸器でリークを見つけるといえば，アレですよね。換気量波形です。逆に，換気量波形を使うのはリークを探すときだけです。リークがあれば人工呼吸器から送られた空気が人工呼吸器へと戻ってこないので，山が最後に0に戻りません（図2）。人工呼吸器は主にV_{TE}のほうを見張っているので，リークが多くなれ

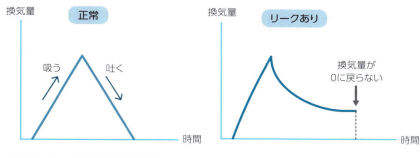

図2 ▶ リークでの換気量波形

ば「1回換気量が低下している」と判断します。典型的な換気量波形があればリークがあることはわかりますが，どこにあるかまでは人工呼吸器は教えてくれませんので，次はどこから漏れているのかを見つけます。リークが起こる場所は回路か気管チューブでしたね。

非同調を見つける

PCVでは非同調でも1回換気量が低下することがあります。鎮静・鎮痛などで吸気努力が減ると，肺を広げる圧（肺の中の圧−肺の外の圧）が減るので，1回換気量が低下してしまうのでした。このようなときには，吸気圧が足りてないわけですから，設定を上げます。

もうひとつ重要なのはauto-PEEPです。息を吐ききれないことで，呼気終末でも余分な圧（auto-PEEP）が肺に残るのでしたね。次の吸気で気道内圧を上げても，圧の上昇分はauto-PEEPの分だけ小さくなるため1回換気量は低下します（p106 図11）。どうやってauto-PEEPを見つけるか覚えていますか？ 流量波形で呼気を見るのでした（図3）。波形の下側のほうです。呼気が最後に0に戻っていなければ，息を吐ききれていない，すなわちauto-PEEPがあることがわかります。

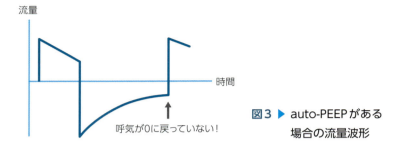

図3 ▶ auto-PEEPがある場合の流量波形

気道抵抗上昇とコンプライアンス低下を見わける

　VCVでは気道抵抗上昇とコンプライアンス低下を見わけるのにプラトー圧を使えばよいのでした。PCVでもプラトー圧を測定することはできて，コンプライアンスを数値で表すことも可能です（1章-4 広がらない！② [PCV編]）。しかし，PCVでは気道抵抗は数値で表すことはできません。

　もうひとつ，視覚的に気道抵抗上昇とコンプライアンス低下を見わける方法がありましたね。流量波形を用いるやり方です。先の非同調（auto-PEEP）に続いてここでも流量波形を見ます。流量波形，大事ですね。PCVでは，吸気も呼気も流量は患者さんの肺の状態で決まります。なので，どちらからも情報を得ることができます。気道抵抗が上昇すると流量はどうなるのでしたか？ 細い管を通って空気が流れることになるので遅くなりますよね。流量が低下して，息を吐くのに時間がかかるようになるのが特徴です。コンプライアンスが低下した場合はどうでしょうか？　この場合は，気道抵抗上昇とは逆に，息を吸うのにも吐くのにも時間がかからないようになるのでした。なので，流量が0に戻るのが早くなります。気道抵抗上昇とは正反対の変化なのでわかりやすいですよね（図4）。

　気道分泌物のように気道抵抗が上昇する場合と，気胸のようにコンプライア

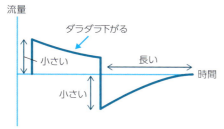 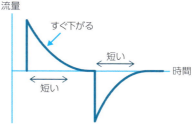

図4 ▶ PCVでの気道抵抗上昇とコンプライアンス低下の区別

ンスが低下する場合では治療法がまったく異なりますので，すばやく正確に見わけられるようになりたいところです．コンプライアンス低下とは異なり，気道抵抗上昇では必ずしも1回換気量が低下するとは限りません（1章-5 詰まる！②［PCV編］）．繰り返しですが，大事な点なので再度確認しておいて下さい．

追加の検査・治療

リークがある場合

リークがあれば，漏れがなくなるように回路をつなぎ直したり，気管チューブのカフに空気を入れたり，チューブの位置を調節するといった対処をします．

非同調がある場合

非同調があるのがわかれば，非同調がなくなるように人工呼吸器の設定を調節します．鎮静・鎮痛などで吸気努力が減ったのであれば，それを補うように吸気圧設定を上げます．auto-PEEPがある場合は，呼気時間を長くして（呼吸回数↓，1回換気量↓，吸気時間↓），息を吐ききれるようにします．閉塞性

肺疾患が原因であれば，気管支拡張薬やステロイドを投与するのも重要です。

━━ コンプライアンス低下がある場合

　コンプライアンス低下では，肺が広がりにくくなる原因をさらに絞り込みます。情報収集や診察をここで生かします。肺炎，ARDS，気胸を見つけるために，胸部X線などの検査が必要になることがあります。

━━ 気道抵抗上昇がある場合

　最後に，気道抵抗上昇がある場合です。人工気道をザッと見るところで，回路や気管チューブの見えるところにある詰まりはだいたい除外できていますね。喘息やCOPDのような閉塞性肺疾患があれば，気管支拡張薬の吸入を行い，なければ気道分泌物を疑います。気管チューブの見えないところにある詰まりや，それより遠位の患者さんの中での詰まりを考えて，気管支鏡による検索と治療を行います（p145 図5）。

> **まとめ**
> - PCVで1回換気量が低下する原因は，リーク，非同調，気道抵抗上昇，コンプライアンス低下（PCVでのトラブルシューティングの山場！）
> - PCVでは，気道抵抗が上昇しても1回換気量が低下するとは限らない

6 | PCVでのトラブル② 気道内圧上昇

2章 トラブルシューティングの考え方と実践

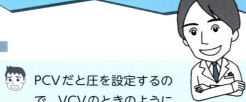

- PCVだと圧を設定するので，VCVのときのように気道内圧が上がったりすることはないと考えてよいですか？

- 基本的にはそれでよいです。VCVでは量を決めるので，何か起これば圧が変化しましたが，PCVでは逆に圧を決めるので，何か起こっても圧は変化しません。

- では，あまり圧波形を見る価値はなさそうですね。

- 原則はそうなのですが，ひとつだけ圧波形の変化が役立つときがあります。

- 何でしょうか？

- PCVでは吸気時間を決めるのを覚えていますか？

- はい。短すぎたり長すぎたりしないように気をつけないといけないのでしたね。

- 長すぎると何が起こりますか？

- 患者さんは息を吸った状態で息ごらえするような感じになるので，苦しいと思います。

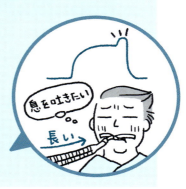

その通りです。そのときに患者さんが無理に息を吐こうとすると、人工呼吸器の圧とぶつかって、気道内圧が上昇することがあります。こんな感じです（図1）。

 確かに、最後にピコッと上がってますね。

 というわけで、例外的にPCVでも圧が上がることがあるのです。

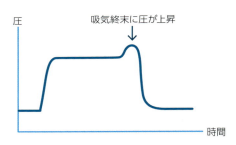

図1 ▶ PCVでの吸気時間が長すぎる場合の圧波形

PCVでの気道内圧上昇

　PCVでは圧を設定するので、原則的には気道内圧の変化はないと考えてよいのですが、ひとつだけ例外があります。それがここで説明した、患者さんが無理に息を吐こうとした場合です（図2）。

　VCVでは吸気流量を設定しましたが、PCVでは代わりに吸気時間を設定します。VCVでの吸気流量が、患者さんの吸いたい息に合ってなければ非同調を起こしたのと同様に（1章-10 フローが合ってない！［VCV］）、PCVでの吸気時間が、患者さんの息を吸いたい時間と合っていなければ非同調が起こります

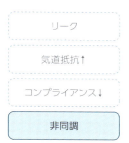

図2 ▶ PCVでの気道内圧上昇の原因

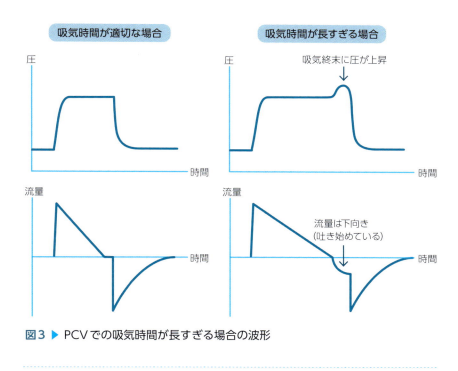

図3 ▶ PCVでの吸気時間が長すぎる場合の波形

（1章-12 吸気時間が合ってない！[PCV]）。吸気時間の設定が，患者さんが吸いたい時間よりも長ければ，患者さんは人工呼吸器の吸気が終わってなくても息を吐こうとすることがあります。そうすると，PCVでも気道内圧は上昇します（図3）。診察では，患者さんが息を吐こうと腹筋を使っているのがわかると

思います。その場合は人工呼吸器の設定が合っていないので，吸気時間を短くして調節します。

　人工呼吸器によっては，患者さんが無理に息を吐こうとすると呼気弁を開いて気道内圧が上がらないようになっているものもあります。

> **まとめ**
> - PCVでは原則として気道内圧は一定
> - PCVで気道内圧が上昇する原因は非同調

2章 トラブルシューティングの考え方と実践

7 CPAP（＋PS）でのトラブル① 無呼吸

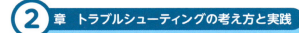

😟 A/Cのときのように，人工呼吸器であれこれ決めてしまうから非同調を起こすのだったら，CPAPやCPAP＋PSにして，患者さんが自由に呼吸できるようにしてしまえばよいのではないですか？

🙂 確かにCPAPとかCPAP＋PSだと，患者さんが自分で吸いたいときに吸いたいだけ息を吸えるので，ある程度呼吸が安定している人にはよいと思います。

😟 そうですよね。

🙂 実習などで人工呼吸器を体験してもらうと，みなさんは肺が正常なので，大抵「CPAPが楽です」と言います。

😟 では，患者さんにもそれでよいのではないですか？

🙂 ところが患者さんは，みなさんと違って呼吸が正常ではないのです。だからこそ人工呼吸器が必要になっているわけですが。CPAP＋PSの欠点には何があると思いますか？

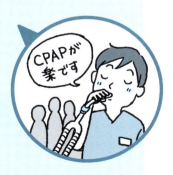

PSで圧はかけられますけど、回数は決められないのですよね。

 まずそれがありますね。PCVと違ってPSは、患者さんが吸気努力をしているときにだけ圧がかかりますので、自分で吸気努力をしない人には使えないのです。

 まったく息をしないことになってしまうのですね。

 ですから、CPAP＋PSで人工呼吸管理しているときには、呼吸抑制のある薬剤を使うのは注意しなければいけません。無呼吸になってしまうことがあります。

無呼吸

　CPAP（＋PS）のように呼吸回数を設定しないモードでは、患者さんが息をしようと努力しなければ、まったく空気が送られず無呼吸になってしまいます。このような場合、人工呼吸器は無呼吸アラームを表示すると同時に、モードを自動的にA/Cに変更します。無呼吸のまま放っておくわけにはいかないので、大事ですよね。アラームを解除すればモードはまた戻ります。

　ここでは、CPAP（＋PS）のような自発呼吸のときに特有の、無呼吸が起こった場合の鑑別を考えてみます（図1）。

（真の）無呼吸

　アラームが鳴ってベッドサイドに駆けつけたところ、無呼吸アラームが鳴っていたとしたらどう対応しますか？　モードは人工呼吸器によって既にA/Cに変更されているので、患者さんはおそらく既に安全な状態になっています。

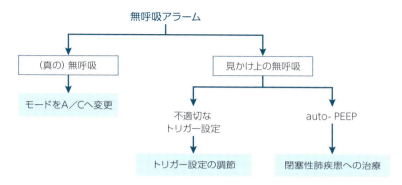

図1 ▶ CPAP（＋PS）での無呼吸のトラブルシューティング

原因検索ですが，「鎮静薬を増やしました」や「鎮痛のためにフェンタニルを投与したのです」などの情報があれば役立ちそうですね。無呼吸の患者さんはどんな風に見えると思いますか？ 息をしていないのですから，意識もなくて（脊髄や末梢神経障害を除く）身動きしていないですよね。ほとんどの無呼吸はこちらです。逆に，ばっちり目が醒めているのに無呼吸になっている，などという場合は，次の「見かけ上の」無呼吸の可能性を考えます。

見かけ上の無呼吸

不適切なトリガー設定

　無呼吸のほとんどは，前述した「真の」無呼吸なのですが，実際には患者さんは呼吸をしているのに，人工呼吸器がそれに気づいていない「見かけ上の」無呼吸がときどき起こることがあります。

　無呼吸アラームを解除して観察したところ，患者さんは息をしようとしているのに人工呼吸器では無呼吸になっていたとしたらどうでしょうか？ 患者さ

んの呼吸と人工呼吸器が合っていないので非同調が起こっていますね。これをミストリガーと呼ぶのでした（1章-14 トリガーが合ってない！①［すべてのモード］）。

　ミストリガーは，トリガー感度の設定が適切でないときに起こることがあります。圧トリガーでもフロートリガーでも，設定が不適切に高く（感度が鈍く）設定されていれば，患者さんの呼吸が人工呼吸器に感知されないので，人工呼吸器的な視点からは無呼吸になります。トリガー感度を適切に設定すれば解決します。

auto-PEEP

　トリガー感度の設定は適切なのに，人工呼吸器が患者さんの呼吸に気づかないことがありましたね。auto-PEEPがある場合です。auto-PEEPがあると，患者さんは肺の中のauto-PEEPに打ち勝つだけの余分な吸気努力をしなければならないので，トリガー感度の設定が適切であってもミストリガーになることがあるのでした（1章-15 呼気が合ってない！［すべてのモード］）。auto-PEEPの主な原因は閉塞性肺疾患なので，気管支拡張薬やステロイドなどの内科的治療を行います。

まとめ
- CPAP（＋PS）では呼吸回数を設定しないので，無呼吸になることがある
- 無呼吸には，真の無呼吸とミストリガーによる見かけ上の無呼吸がある

2章 トラブルシューティングの考え方と実践

8 CPAP（＋PS）でのトラブル② 1回換気量低下

🧑 CPAP＋PSでは圧を設定するので，気道内圧が高すぎになったりすることはなさそうですが，その代わりに量は保証されないのですよね？

👨‍⚕️ その通りです。人工呼吸器では圧と量の両方は設定できないと言いましたが，ここでもそれが当てはまります。

🧑 ということは，肺が悪くなって，コンプライアンスが低くなったり気道抵抗が高くなったりすると，1回換気量は小さくなるのですね。

👨‍⚕️ はい。それ以外にも手技などの鎮静で吸気努力が減っても，1回換気量は小さくなります。さきほど，CPAP＋PSは呼吸回数が安定しているときにしか使えないと言いましたが，もうひとつ吸気努力が安定していないときも使いにくいのです。

🧑 やはり，1回換気量はしっかり見張っておかないといけませんね。そういえば，リークはどうですか？ VCVでもPCVでもリークがあると，人工呼吸器的には1回換気量低下になるという話でしたが。

CPAP + PSでもそれは同じです。人工呼吸器から送られる量（V_{TI}）は変わらなくても，戻ってくる量（V_{TE}）が小さくなるので1回換気量低下と認識されます。

CPAP + PSでの1回換気量低下の原因

　CPAP + PSで，1回換気量が低下する原因を考えてみます。CPAP + PSでは，毎呼吸で一定の圧（PS）をかけるので，肺が悪くなって気道抵抗が上昇したりコンプライアンスが低下したりすれば，1回換気量は低下します。PSは患者さんが自分で息を吸おうと努力しているときに限って圧をかけるので，患者さんの吸気努力に大いに依存します。なので，吸気努力が弱くなると1回換気量は低下します。リークがある場合，呼気の1回換気量が減るのはほかのモードと同じです（図1）。

肺が悪い（気道抵抗上昇，コンプライアンス低下）

　CPAP + PSで1回換気量が低下する原因として，まず肺が悪くなることが挙げられます。コンプライアンスが低下したり，気道抵抗が上昇したりすると肺へ送られる空気の量が減ってしまいます。CPAP + PSでのグラフィックは患者さんの呼吸努力で大いに修飾されているので，PCVのときに比べると区別がわかりにくいことも少なくありません。対応としてはPSの設定を上げたり，モードをA/Cに変更したりします。

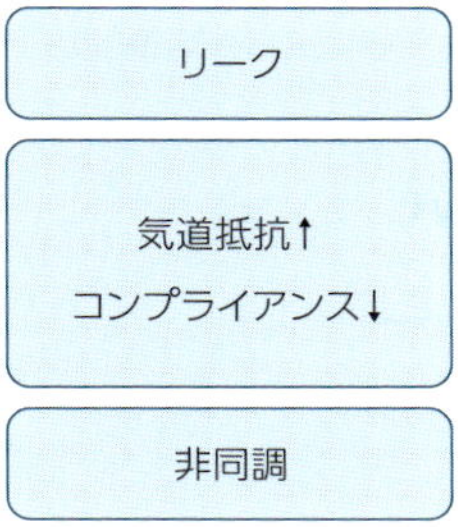

```
┌─────────────┐
│   リーク     │
└─────────────┘
┌─────────────┐
│ 気道抵抗↑    │
│コンプライアンス↓│
└─────────────┘
┌─────────────┐
│   非同調     │
└─────────────┘
```

図1 ▶ CPAP（+ PS）での1回換気量低下の原因

吸気努力の低下

　吸気努力が小さくなるのも1回換気量低下の原因になります。薬剤による呼吸抑制がかかったり，意識状態が悪化したりして吸気努力が小さくなると，吸気での肺の中の陰圧が小さくなって，気道内圧との圧較差が小さくなるので，その分肺へ送られる空気の量が減るわけです。このような場合は設定が不適切（非同調）だと考えて，PS圧を上げたりモードをA/Cに変更したりします。PCVでも同じく圧を設定しますが，同時に吸気時間も保証するので，患者さんの吸気努力がなくなっても吸気が送られます（吸気努力がなくなると1回換気量は減ります）（**図2**）。

リーク

　リークがあっても，吸気の1回換気量は変わりませんが，人工呼吸器に戻ってくる呼気の1回換気量が低下することになります。

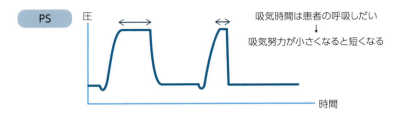

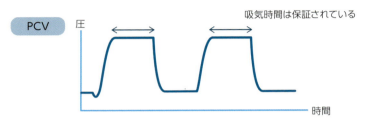

図2 ▶ PSとPCVの違い

> 🔵 まとめ
> - CPAP（＋PS）は，患者の吸気努力がなければ使えない
> - CPAP（＋PS）で1回換気量が低下する原因は，リーク，気道抵抗上昇，コンプライアンス低下，非同調

VSというモード

これまでに説明したように，PSでは1回換気量は保証されないので，1回換気量が上がればPS圧を下げ，1回換気量が下がればPS圧を上げて調節するようにします。きっちりモニターしていればそれで十分対応可能なのですが，そのあたりを人工呼吸器が自動的にやってくれれば楽ですよね。それを実現してくれるのがvolume support (VS) というモードです。比較的新しい人工呼吸器に装備されています。

実際にはこんな感じになります。1回換気量を400mLに設定したとします。最初は10cmH$_2$OのPSでちょうどこれくらいだったのが，たとえば無気肺を起こして1回換気量が400mLより小さくなりました。そうすると人工呼吸器は，1回換気量を400mLに保つようにPSを上げます。逆に，肺疾患が良くなって1回換気量が400mLを超えてしまったら，今度は人工呼吸器はPSを下げて1回換気量を400mLに保つようにします（図3）。というように，使いようによっては便利なモードです。ただし，自動的にやってくれるからといって，モニターをしなくてよいわけではありません。「気づかないうちに状態がかなり悪化していた」などということがないように，圧の変動に気を配ります。

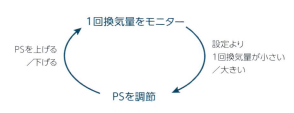

図3 ▶ VSのしくみ

> **まとめ**
> - VS ＝ PS ＋ 圧の自動調節

2章 トラブルシューティングの考え方と実践

9 モードに共通のトラブル① 呼吸回数上昇

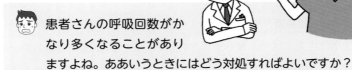

🧑 患者さんの呼吸回数がかなり多くなることがありますよね。ああいうときにはどう対処すればよいですか？

👨‍⚕️ 呼吸回数というのは，患者さんに何か起こっていることを見つけるのには非常に感度が高いのですが，**特異度はそれほど高くない**のです。

🧑 何か起こっていることはわかるけど，何が起こっているかはわからない，という感じですか？

👨‍⚕️ わからない，とまでは言いませんが，考えることが多いのは確かです。人工呼吸器を装着した患者さんの場合だと，疼痛や不安などでも呼吸回数が上昇することがあるので，必ずしも呼吸のことだけを考えればよいわけではないのです。

🧑 ちょっと敷居が高い気もしますが，どのように考えればよいですか？

👨‍⚕️ まず，人工呼吸器関連から考えてみましょう。これまでの話から，呼吸回数が増える原因には何がありそうですか。

🧑 何でもアリな気がしますが，人工呼吸器の設定が合っていないときでしょうか？

😊 確かに,人工呼吸器と患者さんの呼吸に非同調があれば,呼吸回数が増えますね。PCVやCPAP＋PSで圧が不十分なときもここに入りそうです。オートトリガーがあると,患者さん自身の呼吸に関係なく呼吸回数が増えます。

😟 前に,糖尿病ケトアシドーシスで意識状態が悪く,気管挿管された患者さんを診たことがあるのですが,何をしてもやたらと呼吸回数が多いままだった覚えがあります。

😊 重度の代謝性アシドーシスがある場合ですね。HCO_3^- が低いのを代償するために,換気を増やして $PaCO_2$ を下げようとしているのです。こういうときに,鎮静とか筋弛緩で呼吸回数を無理矢理下げてしまうと,pHが下がって危険な状態になってしまいます。

😟 下げないままでよかったのですね。

😊 同じく,肺疾患から死腔が増えている場合も,必要な換気が増えているのでやたらと呼吸回数を下げない方がよいです。

😟 必要があって呼吸回数が増えているのは,どのようにすればわかりますか？

😊 一番簡単なのは血液ガスを測ることです。HCO_3^- が低かったり,$PaCO_2$ が高かったりして,pHが下がっていれば,呼吸回数を多くする必要があるのがわかります。

😟 呼吸回数から考えることは多いのですね。

呼吸回数上昇の原因

　人工呼吸器を装着していても，深く鎮静されていたり筋弛緩されていたりしない限り，患者さんは自分でも呼吸をしますので，モードにかかわらず呼吸回数が上昇することがあります。

　敗血症の評価に使うqSOFAにも含まれていたり，advanced trauma life support（ATLS）の出血時のバイタル変化にも挙げられているように，**呼吸回数は非常に感度の高い指標**ではあります。その一方で，呼吸回数が上昇する状態は多岐にわたるため，原因を見つけるのが簡単ではないこともあります。呼吸回数上昇以外に**ほかの変化（例：1回換気量低下）がある場合には，そちらからもアプローチする**ほうが近道であることが多いです。

　というように，考えなければならないことが多い呼吸回数ですが，原因検索と対処の方法を順に考えてみましょう（**図1**）。

非同調

不適切な設定

　人工呼吸器の設定が患者さんの呼吸に合っていなかったり，あるいは不十分だったりすると，何が起こると思いますか？　患者さんは息が苦しいので呼吸回数が増えますよね。このような場合には，設定を調節して呼吸回数が下がるのを確認します。

オートトリガー

　オートトリガーが起こっている場合にも呼吸回数が上昇します。オートトリガーというのは，患者さんは息を吸おうとしていないのに，人工呼吸器が勝手に勘違いして吸気を始めてしまうことでした（1章-16　トリガーが合ってない！②

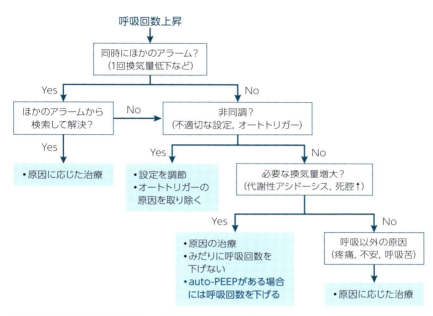

図1 ▶ 呼吸回数上昇のトラブルシューティング

[すべてのモード])。ミストリガーの場合とは反対に、呼吸回数が上昇します。リークや回路に溜まった結露など、人工気道に関する原因がある場合には、それを取り除けば解決できます。患者さんの心拍によって人工呼吸器がトリガーされている場合には、トリガー感度の設定を上げて（感度を鈍くして）解決します。

必要な換気量が増えている場合

代謝性アシドーシス

生理学的に必要なために、患者さんが呼吸回数を増やしていることがあります。その例のひとつに、重度の代謝性アシドーシスがあります。HCO_3^- が低下

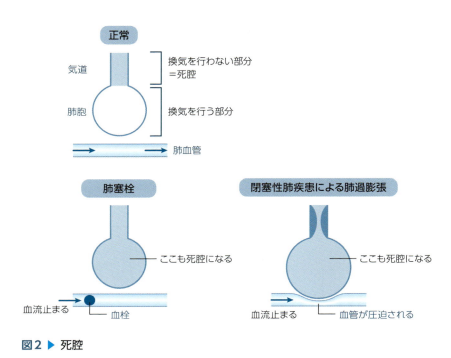

図2 ▶ 死腔

しているので,pHを保つためには換気量を増やしてPaCO$_2$を下げる必要があるのです。

死腔の増大

　もうひとつの例に,死腔の増大があります。死腔というのは換気に直接関与しない空気の量のことですが(図2),肺塞栓やARDS,閉塞性肺疾患などで起こります。1回換気量のうち,有効な換気に使われる割合が減っているので,回数で稼ぐ必要があるのです。いずれの場合も,血液ガスでpHが低下していることからわかります。このようなときに,鎮静を深くしたり筋弛緩をかけたりして呼吸回数を下げてしまうと,pHが急速に低下して,ショックや心停止

を起こすことがあるので要注意です。

　ただし，COPDのような閉塞性肺疾患があるときには，呼吸回数が増えてauto-PEEPが増悪すると，かえって死腔が増大して$PaCO_2$は上昇してしまうので（図2），呼吸回数を下げるように鎮静を増やすことがあります。

呼吸とは直接関係ない原因

　人工呼吸器が必要になるような重症患者さんは，疼痛や不安，呼吸苦を訴えることが少なくありません。これらも呼吸回数上昇を起こしますので，原因に応じて適切に治療をする必要があります。ただし，呼吸回数が増えているからと何でもかんでも鎮静を増やすのではなく，これまでに述べたような原因を先に除外してからにします。

> **まとめ**
> - 呼吸回数が上昇する原因は多い→ほかの変化と合わせて原因検索する
> - 呼吸回数からのアプローチでは，非同調，必要な換気量の増大，呼吸以外の原因を考える

2 章　トラブルシューティングの考え方と実践

10 モードに共通のトラブル② 低酸素血症

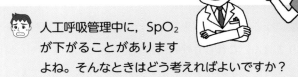

🧑 人工呼吸管理中に，SpO₂ が下がることがありますよね。そんなときはどう考えればよいですか？

👨‍⚕️ 低酸素血症というのは確かに重要な所見ではありますが，必ずしも特異的ではありません。

🧑 というと？

👨‍⚕️ <u>いろんな原因で起こる</u>ので，それのみで原因を絞るのは難しいことが少なくないのです。

🧑 では，どうするのがよいですか？

👨‍⚕️ ほかの所見があれば，それも合わせて考えます。たとえば，VCVで気道内圧上昇が同時に起こっていればそちらから，PCVで1回換気量が低下していればそちらからアプローチします。

🧑 なるほど。これまで見てきたことが使えるわけですね。リークも気道抵抗上昇も，コンプライアンス低下も非同調も何もなくて，低酸素血症になることはありますか？

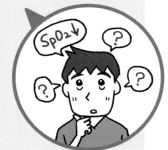

> **肺塞栓**がそうですね。人工呼吸器のグラフィックからだけではわからないので，重症患者では常に頭の片隅に置いておく必要があります。

低酸素血症の原因

人工呼吸管理をしている患者さんに低酸素血症が起こることがあります。どのように原因を検索して解決すればよいでしょうか？ 低酸素血症というのは非常に重要な所見ではあるのですが，特異的ではありません。これまでに見てきたようなトラブルの原因のいずれでも起こりうるのです。原因が何でもあり，というのは，特定するのが難しいですね。なので，低酸素血症が起こったときには，それ以外にほかの変化がないか探します。気道内圧が上昇していたり，1回換気量が低下していたりすれば，原因を見つけるのに役立ちます。**低酸素血症の原因検索は合わせ技**が有効です（図1）。

ほかの変化がない場合

同時にほかの変化が起こっていれば，それぞれの変化に基づいて原因検索を行いますが，ほかに何もない場合はどうでしょうか？ 人工呼吸器で何の所見

低酸素血症 ＋ ほかの変化（例：気道内圧上昇，1回換気量低下）
　　　　↓
　　原因の同定

図1 ▶ 低酸素血症のトラブルシューティング

も出ない疾患の代表例に，肺塞栓があります．低酸素血症になっているけど，人工呼吸器では何も変化がなくて，胸部X線もあまり所見がない，などというときに疑います．人工呼吸器を要するような重症患者は肺塞栓を起こすリスクが高いので，常に頭に置いておく必要があります．

> **まとめ**
> - 低酸素血症の原因は多い→ほかの変化と合わせて原因検索する
> - 人工呼吸器モニターで変化が出ない疾患に肺塞栓がある

2章 トラブルシューティングの考え方と実践

11 モードに共通のトラブル③ 高二酸化炭素血症

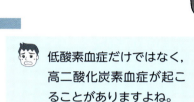

😟 低酸素血症だけではなく，高二酸化炭素血症が起こることがありますよね。

🙂 そうですね。PaCO₂は換気量に反比例するので，**換気量**が減ればPaCO₂は上昇します。

😟 換気量というのは，分時換気量＝1回換気量×呼吸回数を指標にすればよいですか？

🙂 はい。1回換気量か呼吸回数が下がれば，PaCO₂が上昇することになります。1回換気量が下がるといえば？

😟 PCVとかPSのように，圧を設定するときですよね。1回換気量は保証されないので。

🙂 そうです。では，呼吸回数が低下するのは？

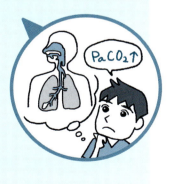

😟 CPAPのように呼吸回数を設定しないときだと思います。鎮静などで下がるので注意するのでした。

🙂 だいぶ人工呼吸器の考え方に慣れてきましたね。

以前に，ARDSの患者さんをVCVで人工呼吸管理しているときに，設定を変えてないのにPaCO₂が上昇したことがあります。PaO₂も下がっていて，全体的に悪化傾向だったのですが。

死腔が増えたのですね。

呼吸回数上昇のところで出てきたあれですね。

それです。重度の肺疾患では増えることがあって，ARDSはその例です。ほかには，閉塞性肺疾患で肺が過膨張しているときにも増えます。

PaCO₂が上昇しているときには，まず換気量が減っていないか，そうでなければ死腔が増えているのではないか，と考えればよいのですね。

高二酸化炭素血症の原因

　血液ガスを測定すると$PaCO_2$が上昇していた，などということがあります。$PaCO_2$上昇の原因としては何を考えればよいでしょうか？

　$PaCO_2$は換気量と反比例します。換気（肺への空気の出入り）を増やせば，その分だけCO_2が出ていくので$PaCO_2$は低下し，逆に換気が減れば，CO_2が出ていく量が減るので$PaCO_2$は上昇します。

> 分時換気量＝１回換気量×呼吸回数

　なので，１回換気量または呼吸回数が減れば換気量が減って，$PaCO_2$が上昇することになります。

1回換気量が低下するというと何を考えますか？ 主にPCVやPSのように1回換気量を設定できないときですね。圧を決めるので，量は患者さんの呼吸しだいになります。

呼吸回数が低下するというと，呼吸回数を設定しないモードのCPAP（＋PS）を使っているときですね。

このように，換気量を1回換気量と呼吸回数に分解することで，$PaCO_2$上昇の原因を調べるのに役立ちます。人工呼吸器には分時換気量下限アラームというものがありますが，このアラームが鳴ったときにも，同じように1回換気量と呼吸回数にわけて考えるとよいでしょう。

死腔と肺胞換気量

分時換気量が変わっていないのに$PaCO_2$が上昇したり，あるいは分時換気量を上げているのに$PaCO_2$が低下しなかったりすることがあります。なぜなのでしょうか？ $PaCO_2$と換気量が反比例するという話と合いませんね。

先ほどは簡単に「換気量」といいましたが，$PaCO_2$と関係するのは厳密には肺胞換気量です。2章-9 モードに共通のトラブル①呼吸回数上昇で死腔の話をしたのを覚えていますか？ 換気に関与しない空気の量でしたね。肺胞換気というのは，肺へ出入りする空気の量から死腔の分を引いたもので，実際に換気を行っている部分のことになります。これが減ると肺からCO_2が排出されず，$PaCO_2$が上昇することになります。

人工呼吸器を使っている場合には，人工呼吸器回路のY字部分より患者側は死腔に含まれます（図1）。そのため，気管チューブも死腔になりますし，人工鼻を使っているときにはそれも死腔になります。$PaCO_2$上昇がある場合や，ARDSなどで1回換気量を制限しなければならないような場合には，できる限りこの部分に延長チューブなどを入れることは避けて，人工鼻ではなく，加温加湿器を使うようにします。

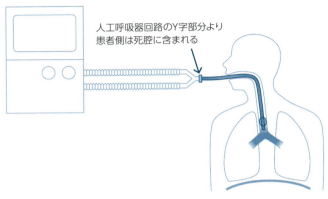

図1 ▶ 人工呼吸器使用時の死腔

死腔増加の原因

重度の肺疾患

　死腔は肺疾患があると増えます（図2）。典型的な例にARDSがあります。重症のARDSでは，死腔が増えているために，呼吸回数を増やしても（1回換気量は増やせない）CO_2が高いことがあります。

肺過膨張

　閉塞性肺疾患で肺が過膨張しているような場合にも死腔が増えます。閉塞性肺疾患では息を吐きにくくなるのでしたね。息を吐ききれずにauto-PEEPがあると，肺が過膨張します（p180 図2）。過膨張した肺胞は肺毛細血管を圧迫するので，血流が途絶えてしまいます。そうすると，いくら肺へ空気を送っても，有効に換気が行われなくなりCO_2が上昇するのです。COPDのような閉塞性肺疾患では，もともとの$PaCO_2$が上昇していることが多いため，人工呼吸器で換気量を増やしたくなりますが，息を吐ききれていなければ逆効果になって

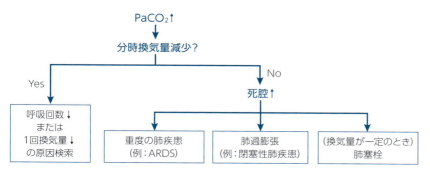

図2 ▶ 死腔の原因

しまう危険性があります。

肺塞栓

　肺塞栓も死腔増加の原因になります。ただし，CO_2が上昇するのは筋弛緩がかかっているなどで換気量が一定になっているときに限ります。肺塞栓が起こると血流が閉ざされるので，肺胞で換気が行われなくなり，肺が過膨張したときと同じく死腔が増えます（p180 図2）。しかし，通常であれば肺塞栓が起こると患者さんの呼吸回数が増えるので，相殺されて$PaCO_2$は上昇しません。換気量が一定だと肺胞換気量が減るため$PaCO_2$が上昇します（図2）。

> **まとめ**
> - 高二酸化炭素血症の原因は，換気量（＝1回換気量×呼吸回数）減少か死腔増加

2章-11 モードに共通のトラブル③ 高二酸化炭素血症

3章
PRVCの
トラブルシューティング

3章 PRVCのトラブルシューティング

1 PRVCというモード

- 今度新しく入った人工呼吸器に，PRVCなんていうモードがあるので使ってみようと思うのですが．

- まあ，使ってみるのはよいのですが，使うからには正しく使うようにして下さいね．

- PRVCはdual controlモードなんて呼ばれているらしいのですが，これって，圧と量の両方を同時に設定できるという意味でしょうか？

- 人工呼吸器では，圧か量のどちらか一方しか設定できないと言いましたが，PRVCでもやはりそれは同じです．同時に2つとも決めることはできません．

- それでは，このPRVCではどのように吸気を調節しているのでしょうか？ 設定画面では，1回換気量を設定するようになっていますが．

- PRVCは基本的にPCVで，「設定した1回換気量になるように，吸気圧を自動的に調節してくれる」と考えるのがわかりやすいと思います．

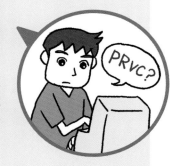

PCVの利点も活かしつつ，VCVと同じように1回換気量を保証してくれるだなんて，なんだか便利ですね。万能モードっぽい感じがします。

うーん，必ずしもそういうことではないのですが……。まずはしくみを知っておくのは重要ですので，お話ししておきます。

PRVCとは

圧補正従量式（pressure regulated volume control：PRVC）というモードがあります。パッと聞いただけでは，設定するのが圧なのか量なのかわかりにくい名前です。dual controlモードなどと呼ばれるので勘違いされることがありますが，圧と量の両方を同時に設定できるわけではありません。人工呼吸器のしくみ的に両方をいっぺんに設定できないのはわかりますね（p38「PCVとは」）。ちなみに，PRVCというのは人工呼吸器メーカーのうちの1社がつけた名前で，他社の人工呼吸器ではVC＋やAutoflow，Vsyncなどという名前で呼ばれています。機能はすべて同じものだと考えてよいです。

PRVCのしくみ

PRVCのしくみをみてみましょう。PRVCをざっくり理解するには，PCV＋圧の自動調節機能と考えるのが一番しっくりくると思います。PCVでは圧を設定するので，1回換気量は患者さんの肺の状態や吸気努力しだいで変化します。もしみなさんが，人工呼吸器の設定を調節して目標とする1回換気量を保

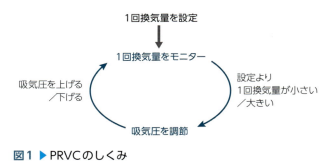

図1 ▶ PRVCのしくみ

とうと思うと，1回換気量が上がったり下がったりするたびに吸気圧を下げたり上げたりして，調節しないといけません。実際，PCVを使うときにはそのようにしていますよね。PRVCでは，この調節を人工呼吸器が自動的にやってくれるのです（図1）。ちょうど，VS（volume support）がPSの圧を自動的に調節してくれるのと似ています（p175「VSというモード」）。

たとえば，1回換気量を400mLに設定したとします。人工呼吸器は，最初に数回吸気を送ってどれだけの圧が必要かを計算します。ここでは10cmH₂Oの吸気圧が必要だったとします。もし肺が固くなって（コンプライアンスが低下して），同じ10cmH₂O吸気圧では300mLしか入らなくなったとすると，人工呼吸器は徐々に吸気圧を上げて，設定の400mLの1回換気量を達成できるようにします（図2）。逆に，肺が良くなって1回換気量が設定よりも大きくなった場合，吸気圧を自動的に下げてやはり400mLになるように調節します。便利なモードですね。中身はPCVなのに，1回換気量が一定になるよう吸気圧を自動的に調節してくれるなんて，PCV派には朗報なように思えます。これは実は便利なだけではなく，PRVCの問題点でもあるのですが，ここではこれまでにして話を進めましょう。

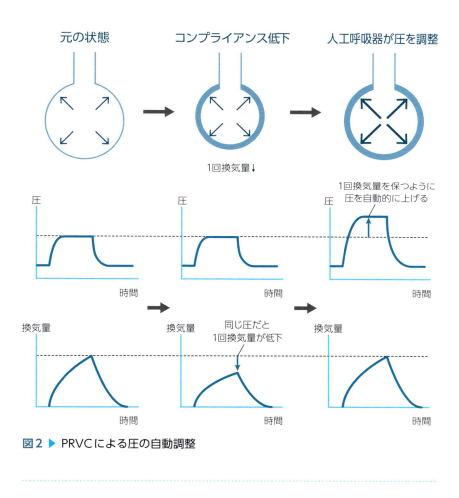

図2 ▶ PRVCによる圧の自動調整

> **まとめ**
> ● PRVC＝PCV＋圧の自動調節

3章 PRVCのトラブルシューティング

2 PRVCのアラーム

🧑‍⚕️ PRVCでは1回換気量を設定するので，何か起こったのを見つけるには，圧のアラームを活用すればよいのでしょうか？

👨‍⚕️ VCVでは1回換気量を設定するので圧をモニターして，PCVは圧を設定するので1回換気量をモニターするという話をしましたね。となると，確かにPRVCでは圧をモニターするのがよさそうです。

🧑‍⚕️ ですよね。

👨‍⚕️ ところが，一筋縄ではいかないのです。

🧑‍⚕️ 違うのですか？

👨‍⚕️ 先ほどお話ししたように，たとえばコンプライアンスが低下した場合などは，人工呼吸器が自動的に吸気圧を上げるので，まずは圧が変化します。でも圧がどんどん上がって，設定した圧のアラームに近づくと，PRVCではそこから圧を上げなくなるのです。

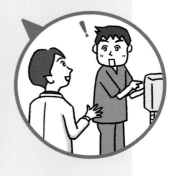

となると,圧が足りないわけですから,設定した通りの1回換気量が送られませんよね。

はい。なので,1回換気量低下のアラームが鳴ります。

1回換気量を設定するのに1回換気量低下のアラームですか。意表を突かれました。

もしPRVCを使うのであれば,PRVCでのアラームの特徴を知っておくことは重要です。PRVCでは,まず圧が変化するという点でVCV的なのですが,アラームは1回換気量低下なのでPCV的です。

うーん,ちょっと混乱してきました。

では,PRVCのアラームの話をいったんまとめておきましょうか。

アラームの基本 おさらい

　人工呼吸器では量か圧のどちらかを設定します（p38「PCVとは」）。量を設定するVCVでは,1回換気量が保証される代わりに,何か起こると気道内圧が変化します。逆に圧を設定するPCVでは,吸気圧が毎呼吸で一定になる代わりに,何か起こると1回換気量が変化します。このため,アラームを活用して患者さんの変化を見つけるのに,VCVでは気道内圧のアラーム,PCVでは1回換気量のアラームを上手く使うとよいのでしたね（p78「人工呼吸器アラームとは」）。

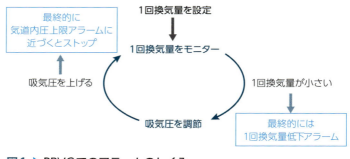

図1 ▶ PRVCでのアラームのしくみ

PRVCのアラーム

　先に述べた原則に従うと，1回換気量を設定するPRVCでは気道内圧をモニターするのがよいように思えます。これは正しくもあるのですが，アラームに関しては正しくないとも言えます。なんだかややこしいですね。説明します。

まずは気道内圧上昇

　PRVCを使っているときに，患者さんの肺のコンプライアンスが下がったり，気道抵抗が上がったりという悪いことが起きて1回換気量が低下すると，人工呼吸器は自動的に吸気圧を上げます。なので，PRVCでは**まずは気道内圧が上がる**という変化が起こります。ここまではよいですか？

最終的には1回換気量低下のアラーム

　次に，患者さんの肺がどんどん悪くなっていて，必要な圧が上がり続けるとどうなるか考えてみましょう。この場合，圧はどこまでも上がり続けるわけではなくて，設定した**アラームの手前**で止まってしまいます。たとえば，気道内圧上限アラームを30cmH₂Oに設定していれば，30cmH₂Oに達する手前の

27cmH₂Oくらいからは圧が上がらなくなるのです。もっと圧が必要なのにそれ以上上がらなければどうなると思いますか？　1回換気量が設定に到達しなくなりますね。なので，人工呼吸器上では**1回換気量低下のアラームが鳴る**ことになります（**図1**）。

◎

　以上をまとめると，「**最初の変化は圧の上昇。だけど圧のアラームは鳴らずに1回換気量低下アラームが鳴る**」となります。

> **まとめ**
> - PRVCではまずは圧が変化する
> - 気道内圧上昇ではなく，1回換気量低下のアラームが鳴る

3章 PRVCのトラブルシューティング

3 | PRVCでのトラブルシューティング

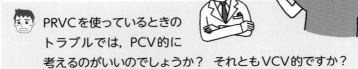

🧑‍⚕️ PRVCを使っているときのトラブルでは，PCV的に考えるのがいいのでしょうか？ それともVCV的ですか？

👨‍⚕️ 1回換気量を設定するので，まずは気道内圧が変化するというところはVCVに似ているのですが，1回換気量のアラームが鳴るというのはPCVに似ています。というわけで，**PRVCではPRVCのトラブルシューティングを知っておく必要があります。**

🧑‍⚕️ なんだか難しそうですが。

👨‍⚕️ おさらいを兼ねて順に考えてみましょうか。まず，リークがあるとどうなりますか？

🧑‍⚕️ 漏れた空気が人工呼吸器に戻ってこないのはどのモードでも同じなので，換気量波形でわかるように思います。

👨‍⚕️ その通りです。VCVでもPCVでもそれは同じでしたね。それでは，気胸やARDSなどでコンプライアンスが低下したら？

🧑‍⚕️ PCVだと1回換気量が小さくなるのでしたよね。PRVCだと，そこから自動的に吸気圧を調節すると考えると，気道内圧が高くなりますよね？

🙂 その通りです。まずは圧が変化します。ですが，圧が高くなりすぎて気道内圧上限アラームの設定に近づくと，それ以上は圧が上がらず1回換気量下限アラームが鳴ることになります。

😟 最初の変化は気道内圧だけど，アラームが鳴る手前までいくと1回換気量が低下するのですね。確かに，そういう特徴があることを知っていなければ，対応が難しそうです。

🙂 なので自分が使う人工呼吸器モードのしくみを知っておくのは大事なのです。では，気道抵抗上昇だとどうですか？ 痰詰まりなどが起こった場合ですが。

😟 PCVだと1回換気量が下がることも，あまり変化がはっきりしないこともあって，見つけるのが難しいポイントなのでしたよね。1回換気量が変わらないのであれば，PRVCでも何も変化が起こらなさそうですが……。

🙂 そうなんです。1回換気量が下がれば，その分を補うために吸気圧が上がって気道内圧が上昇しますが，1回換気量が下がらなければそのままになります。

😟 気道内圧が上がる場合は，やはりいくらでも上がるわけではなく，最後には1回換気量低下が起こるのでしょうか？

🙂 そうです。基本的にはPRVCでは気道内圧上昇のアラームは鳴らずに1回換気量低下が起こります。

アラームに関してはPCVっぽいというのはそういうことなのですね。

では，最後に非同調はどうですか？

PRVCではまず1回換気量を設定します。もうひとつの設定は，VCVでは吸気流量でしたけど，PRVCではPCVと同様に吸気時間を設定しますよね。

だいぶモードの違いがわかってきましたね。

そうなると，吸気時間が合ってなければ，PCVのときと同じように長すぎたり短すぎたりすることがありそうです。

上出来です！ よくわかりましたね。そのほか，どのモードでも起こる非同調としてauto-PEEPもあります。息が吐ききれていることを確認するのは大事です。

PRVCでのトラブルシューティングの考え方

　PRVCを使って人工呼吸管理をしているときにトラブルが発生したら，どのような変化が起こるでしょうか？　PRVCでは1回換気量を設定するので，VCVと同じように圧が変化することが多いです。ただし，設定した気道内圧上限アラームに近づくと圧を上げるのをやめてしまうので，次に1回換気量が低下します。アラームは1回換気量低下で鳴ることになります。

　それでは，PRVCのトラブルを，これまでに使ってきたリーク，コンプライアンス低下，気道抵抗上昇，非同調の4分類でみていくことにしましょう。

リーク

　人工呼吸器から患者へ送られた1回換気量（V_{TI}）よりも，人工呼吸器に戻ってくる1回換気量（V_{TE}）のほうが小さくなるというのはPRVCでも同じです。なので，リークがあれば換気量波形の最後が0に戻らないおなじみの形になります（p6 図4）。

コンプライアンス低下

　PRVCで人工呼吸管理中にコンプライアンスが低下したら，どのような変化がみられるでしょうか？　気胸や肺炎を起こして肺が固くなるのがコンプライアンス低下の原因になるのでした。PRVCの中身は基本的にPCVなので，コンプライアンスが低下すれば必ず1回換気量が低下します。ここで同じ1回換気量を保とうとすれば，より高い吸気圧が必要になります。結果として，

コンプライアンス低下
↓
1回換気量低下
↓
人工呼吸器が吸気圧を上げる
↓
気道内圧上昇

のように，まずは気道内圧が上昇します。PCVのときと同じように，プラトー圧を測定すれば（あるいは吸気終末に流量が0になっていれば），コンプライアンスを数値で表すことができます（1章-4 広がらない！② ［PCV編］）。

　圧が高くなりすぎて圧アラーム設定に近づくと，人工呼吸器はそれ以上に圧を上げなくなります。そうすると，1回換気量低下のアラームが鳴ることになります。

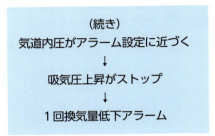

結局,コンプライアンス低下では,最初に気道内圧が上昇し,最終的に1回換気量低下のアラームが鳴ることになります。

気道抵抗上昇

次に,気道抵抗が上昇した場合を考えます。痰詰まりや気管支攣縮といった原因があるのでした。PCVでは,気道抵抗が上昇したときに,必ずしも1回換気量が低下しないのでしたね。PRVCでは,1回換気量が低下すれば自動的に吸気圧が上がりますが,1回換気量が下がらなければ吸気圧はそのままです。というわけで,PRVCで気道抵抗が上昇したときには,吸気時間の設定しだいで吸気圧が上昇することも,変化しないこともあります。

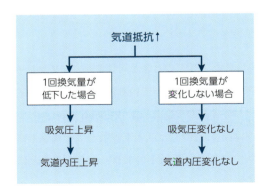

なんとも煮え切らない感じですね。気道抵抗上昇ではPCVのときと同じく，わかりにくい変化になります。なので，気道内圧に変化がないからといって，気道抵抗上昇は否定できないのです。PCVのときと同様に，流量波形の観察が重要です（1章-5 詰まる！②［PCV編］）。

では，気道内圧が上昇した場合について考えてみましょう。コンプライアンス低下の場合と同様に，このときも圧がいつまでも上がるわけではなく，気道内圧上限アラームに近づくと人工呼吸器はそれ以上に圧を上げなくなります。なので，最終的には1回換気量低下のアラームが鳴ることになります。

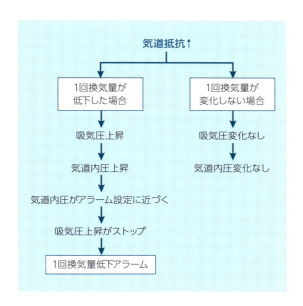

非同調

PRVCでも非同調が起こることがあります。PRVCではまず，VCVと同じく1回換気量を設定します。VCVでは，もうひとつの設定に吸気流量があり

表1 ▶ 各モードの設定項目

VCV	PCV	PRVC
1回換気量	吸気圧	1回換気量
吸気流量	吸気時間	吸気時間

ました。吸気流量が患者さんの吸気努力と合っていなければ，患者さんにとって苦しい呼吸になるのでしたね。「PCV＋圧の自動調節」であるPRVCでは，PCVと同じく吸気時間を設定します。VCVと同じく1回換気量を設定して，PCVと同じく吸気時間を設定するのがPRVCです（表1）。と考えると，PCVのときのように吸気時間による非同調が起こりそうですね。

VCVでもPCVでも，息を最後まで吐ききれなければauto-PEEPが起こるのでした。PRVCでも呼気時間が十分でなければ，やはりauto-PEEPが起こります。

PCVで非同調として扱った，吸気努力の減少はどうでしょうか？　PRVCは，人工呼吸器が自動的に1回換気量を一定に保ってくれるので，必ずしも非同調とは言えませんが，PCVのときにならってここで説明します。

①吸気時間による非同調

PCVと同じく吸気時間を設定するPRVCでは，吸気時間による非同調が起こることがあります。考え方はPCVのときと同じです。長すぎると患者さんは強制的に息を吐こうとして，呼気終末に気道内圧が上昇することがありますし，短すぎると2段呼吸が起こることがあります（1章-12　吸気時間が合ってない！[PCV]）。

②auto-PEEP

PRVCでも息を吐ききれない設定になっていれば，auto-PEEPが起こることがあります。呼気終末で余分な圧（auto-PEEP）と余分な空気（air trapping）が肺に残っているわけです．ここで次の息を吸おうとすると，何が起こりそうですか？　息を吐ききれていないところにまた決まった1回換気量を送るのですから，VCVのときと同じく，肺が過膨張して，まずは気道内圧が高くなります．コンプライアンス低下と気道抵抗上昇のところでも言いましたが，人工呼吸器はいつまでも圧を上げるわけではなく，アラーム設定に近づくと上げるのを止めてしまいます．そこで，最終的には，1回換気量低下のアラームが鳴るようになります．

　ここまでの理解でも十分なのですが，PRVCでauto-PEEPが起こったときに，気道内圧が上がる原因はもうひとつあります．PCVでauto-PEEPが起こったときに，1回換気量が低下するしくみを覚えていますか？（p106　図11）PRVCだとここで吸気圧を上げて補おうとするので，気道内圧が上昇することになるのです．圧が高くなりすぎると，最終的に1回換気量低下のアラームが鳴るというのは前述した通りです．

③吸気努力減少

　PCVでは吸気努力が減少すると，1回換気量が低下するのでした．PRVCでは，低下した1回換気量を人工呼吸器が自動的に設定通りに保とうとするので，まずは気道内圧が上昇します．PCVの場合とは異なり，結果として1回換気量が保たれるので非同調とは言いきれませんが，PCVとの関連でここに入れました．圧が高くなりすぎで気道内圧上限アラームに近づくと，今度は1回換気量低下アラームが鳴るというのはここまで説明してきたことと同じです．

> **まとめ**
>
> ● PRVCでのトラブル（図1）
>
> ―リーク→（呼気）1回換気量低下
>
> ―コンプライアンス低下→まずは気道内圧上昇→最終的には1回換気量低下アラーム
>
> ―気道抵抗上昇→気道内圧上昇することも，変化しないこともある→最終的には1回換気量低下アラーム
>
> ―非同調
>
> ①吸気時間→強制呼気（長いとき），2段呼吸（短いとき）
>
> ②auto-PEEP→まずは気道内圧上昇→最終的には1回換気量低下アラーム
>
> ③吸気努力の減少→まずは気道内圧上昇→最終的には1回換気量低下アラーム

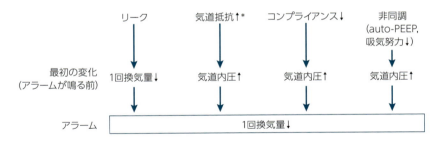

図1 ▶ PRVCでのトラブル

＊：気道抵抗が上昇しても，気道内圧上昇→1回換気量低下という変化が起こらないこともある

3章 PRVCのトラブルシューティング

4 PRVCでのトラブル① 1回換気量低下

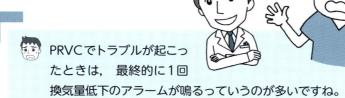

- PRVCでトラブルが起こったときは、最終的に1回換気量低下のアラームが鳴るっていうのが多いですね。

- アラームに関してはPCVに似ていると言えるかもしれません。

- となると、1回換気量が低下したときに考えることが多そうです。

- それに、1回換気量が低下していないからといって、気道抵抗上昇を除外できないのもPCVの場合と同じです。では、1回換気量下限アラームが鳴ったらどう対応しますか？

- まずは患者さんの安全確認をして、同時に人工呼吸器のアラームをチラ見します。

- そこで、「1回換気量低下アラーム」だった場合は？

- PCVの場合と同様で、4種類のトラブルのうち、リーク、気道抵抗上昇、コンプライアンス低下、非同調のすべてを考えることになります。

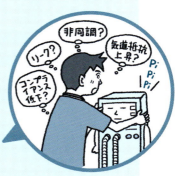

何から探しますか？

リークから見ます。換気量波形ですぐわかりますし，気道内圧も高くなっていないはずなので。

いいですね。次はどうですか？

非同調がないかグラフィックを見ます。auto-PEEPなら呼気が長くなっていて，呼気の流量波形が0に戻っていないと思うので。あとは気道抵抗上昇とコンプライアンス低下ですが，これはPCVのときと同じようにすればいいですか？

流量波形も大きな手がかりになりますし，PRVCでも吸気ポーズをすることでコンプライアンスはわかります。

ややこしそうでしたが，順番に考えるとわかりそうな気がしてきました。

それでは，1回換気量下限アラームが鳴ったときの対応をまとめておきましょうか。

PRVCでの1回換気量低下

PRVCでの1回換気量低下の考え方

　PRVCのトラブルシューティングでの勘所となる，1回換気量低下についてお話ししたいと思います。PRVCでは1回換気量を設定するので，何か起こると基本的には**まずは気道内圧が変化する**のですが，気道内圧が設定した気道内

圧上限アラームに近づくと，それ以上には上がらなくなります．そのため，設定した1回換気量が送られないことになり，最終的には1回換気量下限アラームが鳴ります．

「基本的には」と言いましたが，PCVと同じく気道抵抗が上昇しても変化が起こらないことがありますので，「アラームが鳴ってないからOK！」ではないことに注意して下さい．

ここでは，1回換気量下限アラームが鳴ったときの対応について説明したいと思います．

PRVCでの1回換気量低下の原因

前項でみたように，PRVCで1回換気量が低下した場合には，PCVの場合と同様にリーク，気道抵抗上昇，コンプライアンス低下，非同調のすべてを考慮しなければなりません（図1）．このうちの，気道内圧上昇，コンプライアンス低下，非同調（auto-PEEP，吸気努力↓）では，最初は気道内圧が上がるのですが，圧がアラームに近づくと今度は1回換気量が減る，という2段階の変化をするのでした（p208 図1）．

安全確認とアラームの確認

PRVCでの1回換気量低下のトラブルシューティングを考えてみましょう．

まずは患者さんの安全を確認し，それと同時に人工呼吸器画面をチラッと見てアラームの種類を確認するのでしたね（p122 図3）．この時点で，患者さんに空気が送られていないとか，チアノーゼがあったり脈が触れないなどで安全を確認できないようなら，バッグ換気に切り替えます．

ここでは，とりあえず患者さんは安全で，人工呼吸器のモニターから1回換気量下限アラームが鳴っているのがわかったとします．この時点で，「原因はあれじゃないかな」という目処が立っていればさっさと解決し，そうでなけれ

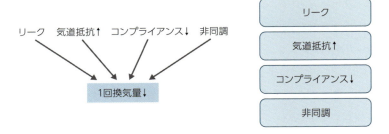

図1 ▶ PRVCでの1回換気量下限アラームの原因

ば次のステップに進みます。

人工気道の確認

　回路・気管チューブといった人工気道は外からも見えるので解決しやすいのと，気道の問題は重大なトラブルになりかねないので，ザッと一度見るのでした。今回探している人工気道のトラブルは，リークと気道抵抗上昇の両方なので，「漏れているんじゃないだろうか」「詰まっているんじゃないだろうか」という目で見ます。漏れといえば，回路の外れや破損，気管チューブのカフ圧不足，気管チューブの抜けが原因になるので，これらがないか確認します。詰まりのほうでは，気管チューブのうち外からも見える部分に明らかな詰まりや折れ曲がりはないか，回路に結露が溜まってないか，人工鼻に分泌物などが詰まっていないかを見ます。気管チューブの外から見えない部分が分泌物で詰まっていないか，吸引カテーテルを入れて確認しつつ，吸引して分泌物があれば取り除きます。

情報収集

「痰が多いんです」という情報があれば，やはり気道の閉塞を考えますし，「胸部X線でも肺の状態が悪くなってきているのです」ということであれば，肺炎やARDSなどの肺疾患が悪化していることを考えます。「COPDの既往があります」ならば，auto-PEEPで非同調を起こしている可能性がありますね。このように，得られた情報を駆使して鑑別を絞っていきます。

診察

ここではリーク，気道抵抗上昇，コンプライアンス低下，非同調を見ているので，診察でもp127 表3に挙げたすべてを見ます。

人工呼吸器グラフィック

リークを見つける

まず，一番わかりやすいリークから見てみましょう。もうおなじみですね。換気量波形で山の最後が0に戻らないのでした（p6 図4）。また，4種類のトラブルのうち，気道内圧が上昇していないのはリークだけなので，それも手がかりになります。

非同調を見つける

次に非同調を見てみましょう。吸気時間による非同調は，吸気終末に圧が上がっていることからわかります（p82 図2）。次にauto-PEEPです。流量波形で呼気を見るのでしたね（p100 図5）。息を吐ききれていない，すなわち呼気流量が基線に戻っていなければauto-PEEPがあると考えます。呼気ポーズを

すれば，auto-PEEPがどれだけあるか測定することも可能です（p103 図8）。吸気努力の減少はというと，鎮静や鎮痛をしたという情報があったり，患者さんの意識レベルが低下してあまり吸気努力をしていないという観察があるとわかりやすいですね。

気道抵抗上昇とコンプライアンス低下を見わける

最後に，気道抵抗上昇とコンプライアンス低下を見わけます．VCVでは吸気ポーズをしてプラトー圧を測定することで，気道抵抗上昇パターンとコンプライアンス低下パターンを見わけました．PRVCでもプラトー圧を測定することはできますし，そうすることでコンプライアンスは数値で表せますので，鑑別に役立ちます．VCVのときと異なるのは，PRVCでは気道抵抗が計算できないことです．PRVCはもともとPCVなので，吸気流量は最初が大きくて後になるにつれて小さくなる漸減パターンで一定ではなく，気道抵抗は測定できません．

そこで，PCVのときと同様に流量波形も見ます．気道抵抗が上昇するというのは，細い管を通って空気が流れることですから，流量は低下します．このため，呼気は長くなりますし，吸気も小さくなって下がりがゆっくりになります（p161 図4）．一方で，コンプライアンス低下の場合には，気道抵抗上昇とは逆に息を吸うのにも吐くのにも時間がかからないようになり，流量が0に戻るのが早くなるという，気道抵抗上昇とは正反対の変化をするのでしたが，見わけられそうですか？

このようにPRVCでもPCVのときと同様に流量波形の解釈が役立ちます．auto-PEEPを見つけるのにも流量波形を使いますし，流量波形は大活躍です．

追加の検査・治療

リークがある場合

　リークがあるとわかれば，回路・気管チューブの漏れている箇所を見つけ出してすぐさま解決します。

非同調がある場合

　auto-PEEPによる非同調があるとわかれば，呼気時間を長くして（呼吸回数↓，1回換気量↓，吸気時間↓）息を吐ききれるようにします。閉塞性肺疾患が原因であれば，気管支拡張薬やステロイドを投与するのも重要です。

コンプライアンス低下がある場合

　コンプライアンス低下があれば，情報収集や診察を生かし，肺が広がりにくくなる原因をさらに絞り込みます。肺炎，ARDS，気胸などを見つけるのに，さらに胸部X線などの検査が必要になることがあります。ベッドサイドですぐに行える超音波も役立ちます。

気道抵抗上昇がある場合

　気道抵抗上昇の場合はどうでしょうか？　回路や気管チューブを見る手順で，見えるところの詰まりはだいたい除外できているでしょう。喘息やCOPDの既往があるなら気管支攣縮を考え気管支拡張薬の吸入を行います。それ以外の気道抵抗上昇の原因はほとんどの場合，気道分泌物，すなわち痰です。気管チューブの見えないところにある詰まりや，それより遠位の患者さんの中での詰まりを考えて，診断・治療のために気管支鏡を行います（p145 図5）。

> **まとめ**
> - PRVCで1回換気量が低下する原因は，リーク，非同調，気道抵抗上昇，コンプライアンス低下（PRVCでのトラブルシューティングの山場！）
> - PRVCでは，気道抵抗が上昇しても1回換気量が低下するとは限らない

3章 PRVCのトラブルシューティング

5 PRVCでのトラブル② しんどそうな呼吸

- PRVCで人工呼吸管理をしている肺炎の患者さんなのですが，なんだかひどく呼吸がしんどそうです。人工呼吸器で気道内圧を見てみるとそれほど高い圧ではないので，肺がそこまで悪いわけではなさそうなのですが。

- うーん，胸部X線ではかなり浸潤影がありますね。肺が悪くないとは言いきれないように思います。

- 何が起こっているのでしょう？

- PRVCでみられるトラブルなのですが，患者さんがしんどくて呼吸をしようと頑張れば頑張るほど，人工呼吸器は手助けをしなくなることがあるのです。

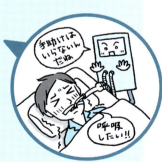

- それって，重症の患者さんにとっては人工呼吸器を使っている意味がないのでは？

- PRVCは確かに便利ではあるのですが，人工呼吸器任せにしていていいわけではないのです。

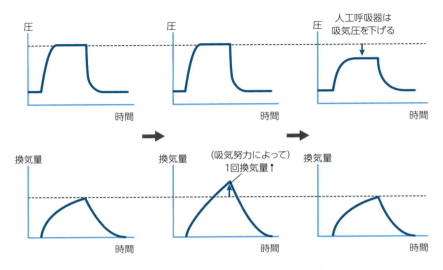

図1 ▶ 呼吸努力が強い場合の吸気圧の変化

しんどそうな呼吸

　PRVCはPCVの利点を活かしつつ，1回換気量をきっちりと守ってくれるという，いいとこ取りのような印象もありますが，必ずしも万能ではありません（万能な人工呼吸器モードというものは存在しません）．何が起こっているのかみてみます．

　PRVCでは，たとえば1回換気量を400mLに設定すれば，400mL入るように圧を自動的に調節してくれます．ここで，もし患者さんの呼吸苦が強く一生懸命に息を吸おうとしていると，患者さん自身の呼吸努力による胸腔内陰圧のために1回換気量が入るので，人工呼吸器はそれほど手助けをしなくてよくなります．そのため，PRVCでは人工呼吸器は吸気圧を下げてしまいます（**図1**）．人工呼吸器からの補助が少なくなると患者さんはもっと苦しくなるので，さら

に一生懸命に努力して息を吸おうとします．そうすると，また人工呼吸器は圧を下げてしまって……という悪循環になって，患者さんにとっては非常に苦しい呼吸になります．これもモードによる非同調の一種です．吸気圧がそれほど高くないので，「肺は悪くないのでは？」と考えてしまうかもしれませんが，その分患者さんが息を吸おうと努力しているのです．

　既に呼吸不全のある患者さんをさらに疲れさせたりすることがないように，PRVCを使うときには吸気圧だけではなく，患者さんの呼吸パターンを合わせて評価します．

> **まとめ**
> - PRVCでは，吸気努力が強いと吸気圧が下がる
> - PRVCでは，患者の呼吸パターンも合わせて評価する

索 引

英 数

数字

1回換気量 *4, 38, 52, 68, 72, 74, 85, 106, 186*
　── 下限アラーム *157, 211*
　── による非同調 *64*
1回換気量低下 *152, 156*
　── アラーム *198*
2段呼吸 *82, 85, 132, 141*

A

A/C *57, 168*
air trapping *95*
ARDS（acute respiratory distress syndrome） *16, 115, 188*
ATLS（advanced trauma life support） *178*
auto-PEEP *92, 95, 98, 102, 104, 106, 141, 159, 170, 181, 206*

B

beaking *65*

C

COPD（chronic obstructive pulmonary disease） *15, 89*
CPAP *58*
　── ＋PS *55*

L

leak ☞ リーク

P

$PaCO_2$ *186*
PCV（pressure-controlled ventilation） *38, 55, 70, 72*
PRVC（pressure regulated volume control） *55, 193*
PS（pressure support） *58, 62, 76, 87, 89*

Q

qSOFA *178*

S

SIMV（synchronized intermittent mandatory ventilation） *58*

T

termination criteria *87*
time constant ☞ 時定数
transpulmonary pressure ☞ 経肺圧

V

VCV（volume-controlled ventilation） *18, 38, 55*
VS（volume support） *175, 194*
V_{TE} *4*
V_{TI} *4*

和　文

あ

アラーム　78, 121, 139, 152, 156, 168, 197, 211

握雪感　126

圧較差　27

圧－換気量曲線　9, 65

圧トリガー　91

圧の自動調節　193

圧波形　135

　　―― の凹み　69

圧補正従量式　☞ PRVC

安全確認　121

い

陰圧呼吸　12

え

エラスタンス　95

お

オートトリガー　109, 178

オームの法則　27, 34

か

カフ圧　123

過膨張　104, 188

回路　7, 21, 116, 123, 139, 212

片肺挿管　126, 127

換気量　179, 186

　　―― 波形　6, 130

患者　116

　　―― からのリーク　10

　　―― 自身の気道　22

患者－人工呼吸器非同調　55

き

気管支攣縮　115, 127

気管チューブ　3, 7, 21, 116, 123, 139, 212

気胸　10, 115, 127

気道狭窄　127

気道抵抗　15, 34, 53

　　―― 上昇　15, 17, 31, 51, 52, 114, 117, 123, 131, 135, 141, 144, 160, 172, 202, 204, 211

気道内圧　17, 25, 104

　　―― 上限アラーム　78

　　―― 上昇　138, 152, 164, 198

気道分泌物　22, 115, 140

吸気圧　38, 72, 159

　　―― による非同調　73

吸気1回換気量　☞ V_{TI}

吸気時間　81, 86, 136, 164, 206

吸気努力　62, 73, 74, 76, 98, 127, 172, 206

　　―― 減少　207

吸気ポーズ　29, 35

吸気流量　18, 68

　　―― による非同調　68

　　―― 波形　47

―― 不足　148

急性呼吸促迫症候群　☞ ARDS

胸腔ドレーン　10, 117

胸腔内圧　77

筋弛緩　180

緊張性気胸　126

く

矩形波　18

空気とらえこみ　☞ air trapping

苦しい呼吸　68

け

頸静脈怒張　127

経肺圧　74

結露　109

こ

コンプライアンス　15, 33, 45, 72

　　―― 低下　16, 25, 31, 43, 52, 114, 117, 135, 138, 141, 143, 160, 172, 202, 203, 211

　　―― の計算　34

呼気1回換気量　☞ V_{TE}

呼気延長　127

呼気ポーズ　102

呼気流量波形　46, 99, 130, 143

　　―― の変化　20

呼吸回数　59, 62, 178, 186

呼吸努力　218

高二酸化炭素血症　186

さ

最高気道内圧　☞ ピーク圧

し

しんどそうな呼吸　218

死腔　180, 187

　　―― 増加　188

視診　126

持続的気道内陽圧　☞ CPAP

時定数　47, 48

情報収集　124, 129, 158

触診　126

食道内圧モニター　75

心拍　109

心不全　127

人工気道　16, 21, 116, 122, 212

人工呼吸器　116

　　―― グラフィック　129

人工鼻　21

せ

漸減波　18

喘息　15

喘鳴　127

た

打診　128

代謝性アシドーシス　179

痰　12, 50

ち

超音波 *128*

聴診 *128*

つ

詰まり *12*

て

低血圧 *96*

低酸素血症 *183*

と

トラブルが起こる場所 *116*

トラブルシューティング *119*

トリガー *91*

　——感度 *91, 98, 109*

トリのくちばしのように尖った波形 ☞ beaking

同期式間欠的強制換気 ☞ SIMV

ね

熱傷 *78*

は

バッグ換気 *121*

波形 *9*

肺炎 *16, 115, 127*

肺疾患 *15*

肺傷害 *64, 96*

肺水腫 *16, 115*

肺塞栓 *184, 189*

肺胞換気量 *187*

肺モデル *14*

ひ

ピーク圧 *29, 41, 132, 141*

皮下気腫 *126*

非同調 *55, 114, 115, 117, 138, 143, 148, 159, 164, 173, 178, 205, 211, 219*

　——の4分類 *202*

肥満 *16, 78*

ふ

フロー ☞ 吸気流量

　——トリガー *91, 99*

プラトー圧 *26, 31, 41, 133, 141*

　——の測定 *30*

腹水 *78*

腹部コンパートメント症候群 *16, 77, 115*

分時換気量 *186*

分泌物 *130*

　——パターン *20*

へ

閉塞性肺疾患 *102, 170, 188*

ほ

補助/調節換気モード ☞ A/C

ま

慢性閉塞性肺疾患 ☞ COPD

み

ミストリガー *60, 92, 96, 98, 170*

む

無気肺 *16, 127*

無呼吸　*59, 168*

　──のトラブルシューティング　*169*

　真の──　*168*

　見かけ上の──　*169*

も

モード　*57*

　──による非同調　*59*

よ

予想体重　*64*

陽圧呼吸　*12*

り

リーク　*4, 109, 113, 116, 123, 130, 147, 152, 158, 173, 202, 203, 211*

流量−換気量曲線　*9*

流量波形　*18, 52, 134, 214*

る

ループ　*9*

著者プロフィール

田中竜馬 (たなか りょうま)

現職
Intermountain LDS Hospital呼吸器内科・集中治療科
　Intensive Care Unitメディカルディレクター
　Rapid response team／Code blue teamメディカルディレクター
集中治療クラブ (www.intensivecare.club) 主任講師

略歴
1997年	京都大学医学部卒
1997〜1999年	沖縄県立中部病院にて初期研修
1999〜2002年	St. Luke's-Roosevelt Hospital Centerにて内科レジデント
2002〜2005年	University of Utah Health Sciences Centerにて呼吸器内科・集中治療科フェロー
2005〜2007年	亀田総合病院にて呼吸器内科および集中治療科勤務，集中治療室室長
2007年〜	Intermountain LDS Hospital呼吸器内科・集中治療科

資格
米国内科専門医
米国呼吸器内科専門医
米国集中治療科専門医

著書
「人工呼吸に活かす！呼吸生理がわかる，好きになる〜臨床現場でのモヤモヤも解決！」
「Dr.竜馬の病態で考える人工呼吸管理〜人工呼吸器設定の根拠を病態から理解し，ケーススタディで実践力をアップ！」
「Dr.竜馬のやさしくわかる集中治療 循環・呼吸編〜内科疾患の重症化対応に自信がつく！」
「Dr.竜馬のやさしくわかる集中治療 内分泌・消化器編〜内科疾患の重症化対応に自信がつく！」
「竜馬先生の血液ガス白熱講義150分」
「帰ってきた 竜馬先生の血液ガス白熱講義22問」

編著
「集中治療999の謎」
「集中治療，ここだけの話」

訳書
「呼吸器診療シークレット」
「ワシントン集中治療マニュアル」
「ヘスとカクマレックのTHE人工呼吸ブック　第2版」
「人工呼吸器の本　エッセンス」
「人工呼吸器の本　アドバンス」

人工呼吸器トラブルシューティングセミナー

定価（本体3,600円＋税）

2019年4月19日　第1版

著　者　田中竜馬
発行者　梅澤俊彦
発行所　日本医事新報社
　　　　〒101-8718 東京都千代田区神田駿河台2-9
　　　　電話　03-3292-1555（販売）・1557（編集）
　　　　webサイト：www.jmedj.co.jp
　　　　振替口座　00100-3-25171

印　刷　日経印刷株式会社

© 田中竜馬　2019　Printed in Japan
ISBN978-4-7849-5671-5　C3047　¥3600E

- 本書の複製権・翻訳権・上映権・譲渡権・公衆送信権（送信可能化権を含む）は（株）日本医事新報社が保有します。

[JCOPY] <（社）出版者著作権管理機構 委託出版物>
本書の無断複写は著作権法上での例外を除き禁じられています。複写される場合は，そのつど事前に，（社）出版者著作権管理機構（電話 03-3513-6969，FAX 03-3513-6979，e-mail:info@jcopy.or.jp）の許諾を得てください。

電子版のご利用方法

巻末の袋とじに記載された**シリアルナンバー**で，本書の電子版を利用することができます。

手順①：日本医事新報社Webサイトにて**会員登録（無料）**をお願い致します。
（既に会員登録をしている方は手順②へ）

日本医事新報社Webサイトの「Web医事新報かんたん登録ガイド」でより詳細な手順をご覧頂けます。
www.jmedj.co.jp/files/news/20170221%20guide.pdf

手順②：登録後**「マイページ」に移動**してください。
www.jmedj.co.jp/mypage/

「マイページ」

マイページ中段の「会員限定コンテンツ」より電子版を利用したい書籍を選び，右にある「SN登録・確認」ボタン（赤いボタン）をクリック

表示された「会員限定コンテンツ」欄の該当する書名の右枠にシリアルナンバーを入力

入力

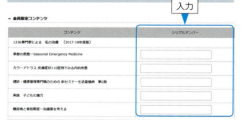

下部の「確認画面へ」をクリック

「変更する」をクリック

会員登録（無料）の手順

1 日本医事新報社Webサイト（www.jmedj.co.jp）右上の**「会員登録」をクリック**してください。

クリック

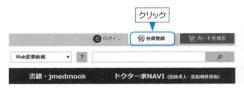

2 サイト利用規約をご確認の上（1）**「同意する」にチェック**を入れ，（2）**「会員登録する」をクリック**してください。

3 （1）**ご登録用のメールアドレスを入力**し，（2）**「送信」をクリック**してください。登録したメールアドレスに確認メールが届きます。

4 確認メールに示された**URL（Webサイトのアドレス）**をクリックしてください。

5 会員本登録の画面が開きますので，**新規の方は一番下の「会員登録」をクリック**してください。

新規の方はこちらをクリック

6 会員情報入力の画面が開きますので，（1）**必要事項を入力**し（2）**「（サイト利用規約に）同意する」にチェック**を入れ，（3）**「確認画面へ」をクリック**してください。

7 会員情報確認の画面で入力した情報に誤りがないかご確認の上，**「登録する」をクリック**してください。